人体净化 健康革命
身体自我治疗的故事

5% 的病医生治
95% 的病自己治

金世眩 著

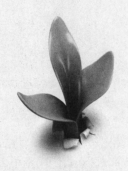

U0314654

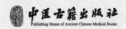
中医古籍出版社
Publishing House of Ancient Chinese Medical Books

图书在版编目（CIP）数据

5%的病医生治　95%的病自己治 / 金世眩著. -- 北京 : 中医古籍出版社, 2018.6（2024.8重印）

ISBN 978-7-5152-1728-4

Ⅰ.①5… Ⅱ.①金… Ⅲ.①保健—基本知识 Ⅳ.①R161

中国版本图书馆CIP数据核字(2018)第120509号

5%的病医生治　95%的病自己治

金世眩◎著

责任编辑	赵东升　王益军	
封面设计	映象视觉	
出版发行	中医古籍出版社	
社　　址	北京市东城区东直门内南小街16号（100700）	
电　　话	010-64089446（总编室）010-64002949（发行部）	
网　　址	www.zhongyiguji.com.cn	
印　　刷	河北文曲印刷有限公司	
开　　本	710mm×1000mm　1/16	
印　　张	14	
字　　数	136千字	
版　　次	2018年6月第1版　2024年8月第3次印刷	
书　　号	ISBN 978-7-5152-1728-4	
定　　价	56.00元	

关爱众生 益人济世

刘从明
二〇一八年六月

作者介绍
金世眩

　　1957 年出生于韩国忠北永同的作者从小体弱多病、神经敏感，长期服用各种药物。偶然的机会接触到酵素（酶），通过酵素（酶）治愈了顽固疾病，从此决心投身于酵素（酶）的研究。从七年前开始逐步改善原有酵素（酶）制品的缺点，并在韩国第一个运营利用复合活性酵素（酶）的"人体净化项目"。通过它拯救了 10 万名以上的肥胖症、高血压、糖尿病、癌症等各种代谢疾病患者，并以这些经验为素材，广泛展开有关人体净化的宣传。以普通人和药师、医生、韩医师为对象进行了 1500 次和 550 次以上的演讲与研讨会，并应邀前往美国、加拿大、日本、中国、俄罗斯、泰国、蒙古、印度尼西亚、菲律宾等国演讲。

　　现在他被认为是韩国国内名副其实的一流的健康专业讲师，并在 2012 年被韩国知识经营医药健康产业部门授予大奖。

　　2013 年，他作为大韩发酵解毒学会（KFDA）的顾问及讲师，为营造没有代谢疾病的世界而积极参与活动。

为了达到排空与补充的适当均衡

人体是一个小宇宙，因此人体的新陈代谢遵从宇宙的运行原理。若人体摄取正常的饮食，饮食就会经过正常的代谢过程通过大便、小便、汗等排出体外。但是若我们摄取不正常的饮食，即添加有各种化学合成物质的加工食品、精制食品、油炸食品、肉类等，我们的身体就不能完全消化并把它堆积在体内。

由于不正常饮食造成的不完全消化，引起肠内环境急剧恶化会导致肠内腐败，最终引发肠漏综合征，毒素贯穿薄弱的肠壁流入血液。这些毒素污染血液，血液污染发展为细胞污染并降低各个器官的功能，由此引发慢性疾病。这种疾病是违反宇宙自然规律所造成的，因此很难靠人体的自净能力来解决。

金世眩先生所主张的人体净化项目，是通过利用复合活性酶（酶）使被污染的身体重新得到净化，来恢复自净能力的项目。人体净化与单纯的喝水、辟谷断食不同，它是使消化酵素（酶）的使用最小化来最大限度地支援代谢酵素（酶）为重点的，排空与补充达到适当均衡的合理的酵素（酶）项目。

这本书详细地阐述了以往只有通过演讲与研讨会传播的人体运行原理。包括：以素食理论依据在内的发酵优点、体温维持的重要性及摄取复合活性酵素（酶）的必要性，都颇具说服力。以对人体净化项目的坚定信任与坚强信念为奠石的金世眩先生的著作，将与更多读者产生共鸣。

不论是受肥胖症、高血压、糖尿病、癌症等慢性疾病伤害的人们，还是真心希望帮助家人和周围的人能拥有健康生活的人们都应该阅读这本书。这本书作为最新的健康导航将拯救诸多即将凋谢的生命，为各位的健康负责。你若能有机会静心阅读此书，不但能使自己拥有健康的人生，还能使以后的人生因帮助他人、传播健康而充满喜悦和感激。

韩医学博士　金东河

（名人综合医学免疫健康促进中心所长）

为什么世界上有这么多病人?

人体净化项目,被誉为"健康领域的哥白尼地动说",颠覆以往的健康认知。

有一天住在大田的朋友打电话给我。

"'认识的人中,有人正承受着糖尿病带来的痛苦',我对他说'有痊愈的方法你试试看',他却反驳我说'别说傻话,世界上哪有那种东西'。丝毫没有试试的想法,无论如何都不相信我的话,你说该怎么办?"

这种情况对我来说早就习以为常。尽管亲身体验人体净化的人已达到 10 万之多,但在被疾病赶到穷途末路之前人们还是听不进我的劝告。越是亲近的亲戚这种倾向越强。我至今通过超过 2000 次的演讲强调了人体净化的必要性。但是想在演讲的两个小时左右的时间内把一切都说明白,经常受到时间与空间的限制实现起来很困难。所以为了高效率地向更多人传递健康真理我决定写下这本书。

这本书，是怀着希望每一个人都远离慢性病患迫害的心愿而写下来的，真心祈愿读过这本书的各位不再陷入苦海。

现代医学有盲点，我不是否认它的成果，但是关于慢性病患方面它陷入了见树而不见森林的误区。人体是各器官相互辅助互相完善的有机生命体，若仅仅对肥胖症下减肥药，对糖尿病下降糖药，对高血压下降压药，对癌症下抗癌药，就如同修理汽车一样地把人体分门别类地治疗必然不会完全康复。对待人体时要如同对待森林一样考虑全局，并协助生命的整体系统康复。我们生病并不是命运，"要余下人生都吃药"的铁律并不存在。

之前我们都被洗脑了，相信医院会解决全部问题。但是至今为止，医院并没有完全彻底治疗疑难疾病和慢性疾病的成功经验。

我们生病是因为我们违反了自然法则。由于我们不吃自然饮食，而毫不犹豫地摄取含有各种化学添加物的加工食品，除去营养成分的精制食品，非正常饲养的肉类，所以人体无法消化这些而导致发病。因此关于慢性疾病方面医生无法帮助我们，我们康复的唯一方法就是回归自然。

但是现在我们回归自然的路实在是遥不可及。难道能抛弃生活的家园回归山里吗？我们只能在此时此地关注健康。现在我们能做到的最有效的健康法则是"生活习惯的改善"：吃的要改善、要运动、要晒太阳，在那之前，要让污染的身体恢复到正常状态，即要实行"人体净化"。

因为繁忙只能吃速成食品？因为繁忙没有时间人体净化？我们四处奔波的原因是什么？不就是为了幸福的生活吗？失去健康能幸福吗？现在我们要投资给健康。全球糖尿病人口 4.15 亿的时代！情况紧急！

当我四处进行关于人体净化的讲学时常常会遇到这样的问题：人体净化项目科学吗？人体净化项目具有医学根据临床数据吗？

我会这样回答。

"宇宙的运行与秩序能用科学证明吗？你能把宇宙玩弄于股掌之间吗？相信肉眼看不见的就全是迷信吗？那你怎么相信某一个人对你爱的告白呢？"

我们无法用科学说明地球为什么会转，太阳是谁的发明物。当然也不知道宇宙诞生的原因，宇宙的大小以及我们从何处来往何处去。以前我们都不相信微生物的存在，亚当史密斯把自由市场原理称为"看不见的手"且即使看不见但改变世界的手依然存在。读到此书是值得庆幸的，因为保持健康长寿的方法蕴藏在这本书里。

暂时谈及敏感性话题，就是希望不要把这本书与先前的解毒疗法去比价。现在以解毒为名在市场上流行的解毒疗法，把我们引入了我们能把自己的身体随便操控的误区。我们精巧的生命体，不可能只通过一种途径就康复，甚至被称为生命的火花的酵素（酶）也无法独自解决某些问题。只有当我们对我们的身体饱含敬畏之心并小心地探索时才能完全保持身体健康。

现代医学在因事故或感染导致的疾病治愈方面立下的赫赫功勋的确不能忽视，但是西洋医学在代谢疾患、慢性疾病、疑难病症方面也显露出它的不足。我通过讲学向诸多专家与普通群众强调疾病的原因与人体净化的重要性。许多韩医、西医、药师对此感同身受，并成为在前沿医学上融合全新疗法的契机。通过 10 万名以上的体验实例能确定，排空再补充的疗法所代表的人体净化项目是现代人所未能解决的肥胖症、高血压、癌症等生活习惯疾病的比较好的治疗方法。当人体内各种废物得到净化时我们的疾患也会随之逝去，年近花甲也能拥有弱冠之时的体力与精神力。

这本书含有与拯救我们身体的方法相关的全部。从多角度接近并不意味着实践的复杂与艰辛。只要理解了我们身体运行的原理，我相信实践也就会随之而来。

向百忙之中为此书写下了推荐辞的专业人士表达衷心的谢意。更值得感谢的是亲自听我的讲学、体验，并给予补充的数十万名体验者。没有他们这本书肯定无法问世。无论如何希望这片土地上的人们通过此书实现健康长寿的梦想并展开健康而又幸福的人生。

2013 年 12 月　祝愿众生恢复健康

金世眩

目 录

第一章

医学在发展，为什么病人在增加？ ·················· 2

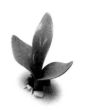

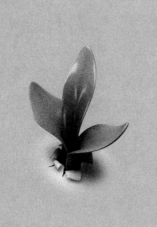

医学在发展，
为什么病人在增加？

　　有医生治的病，也有我们身体自己治的病。我把医生治的病称为"疾病"，把身体自己治的病称为"疾患"。遭遇事故或被病源菌感染而获得的疾病（霍乱、伤寒、结核等）要得到医生的急救措施（治疗），但是由于血液污染而获得的疾患（高脂血症、高血压、糖尿病等）要努力靠自己的身体恢复（治愈）。

Chapter 01 　医学在发展，为什么病人在增加？

糖尿症人口 4.15 亿的时代，我们该怎么办？

现在接受治疗的患者中有 95% 是慢性疾患患者，其中大多患者，由于高血压、糖尿病、癌症等难治愈性疾患每天服用药物并接受透析和其他放射性治疗等，已满身疮痍。

即使不是如此严重的症状，也有很多人因肥胖症、失眠症、头痛、消化不良、特应性皮炎、椎间盘突出、气喘等而痛苦。虽然不会使人类当场死亡，但是它们是降低生活质量的主要祸根。要咬牙拒绝想吃的东西，推迟想做的事情，则干什么都不会感到真正的快乐。自然而然脑子里尽是消极的想法，精神世界也会颓废。

不久之前朝鲜日报登载了"1000 万韩国成人有糖尿病症状"的报道。1000 万是相当于韩国全国国民 20% 的数值，光算成人人口的话接近一半的庞大的数字。虽然是算上了糖尿病前阶段患者的数值，但是如果包括在一旁遭受连累的家人，可以说韩国全部国民受糖尿病的迫害也不为过。

即使不是糖尿病、高血压、心脏病等，各种慢性疾患也在威胁现代人的健康。"对健康问题的误解"中的一个，就是认为随着年龄增大身体就会想当然的自然虚弱。这相当于认为机器用久了就会自然而然地发生故障的道理是一样。另一个误解就是认为医生会治疗所有的疾病。

机器发生故障修理工来修理是千真万确的，可惜人体不是人类发明的漏洞百出的机械，人类医生无法治疗慢性疾患。现代医学所属的科学领域试图把人体剖析到 DNA 的水平来治疗慢性疾患，但是至今还没有彻底治疗糖尿病的事例。医生能做到的只有对事故或细菌性感染症状采取急救措施。

自从人类诞生，随着历史的长河我们的身体以适合生存的方式进化而来。从大局来看，我们身体发生的各种疾患并不是因为病菌，而是因为我们周围环境的变迁以及与为了应付它我们所采取的错误的生活习惯。即由于我们的生活远离了自然，因此会生病。

有医生治的病，也有我们身体自己治的病。我把医生治的病称为"疾病"，把身体自己治的病称为"疾患"来区分。遭遇事故或被病源感染而获得疾病（霍乱、伤寒、结核等）要得到医生的急救措施（治疗），但是由于血液污染而获得的疾患（高脂血症、高血压、糖尿病等）要努力靠我自己的身体恢复（治愈）。

人体本来被设计为能够自我正常化。即使不采取外部措施，身体也会自我趋向于正常状态。人体的自我治愈力相当神秘，就如同萨门鱼溯流而上回到自己出生地的现象一样。

糖尿病是具代表性的慢性疾患，与其依靠医生的"治疗"，还不如协助自己让身体自我"治愈"。特别是糖尿病这种病与高血压、心脏病、心律不齐、肝疾患等重症疾患相关，因此用现代医学的对症疗法无法取得满意的结果。对症疗法是只缓和所针对的症状来完成治疗的方法。

现代医学把重点放在通过药物来降低糖数值，因此并不把肝数值的上升或肾脏性能的异常考虑在内。这就是对症疗法的盲点。

糖尿病的大部分原因是血液被污染，细胞间交流消失，酵素（酶）的活性降低。因此若不净化体内血液就无法完全康复。如同通过部分修理旧家不能变新家，身体的一部分发生病变就要纵览全身。想让身体获得新生，需要全新的符合时代变化的治疗法。

TIP 要治疗的病（疾病）和要治愈的病（疾患）并不相同

人们一旦身体不适就认为自己得了病，但是我们的病中疾病所占的比率比所想的低。疾病与疾患最根本的原因与解决办法都不一样。若不区分二者，一生都可能因为健康问题而伤脑筋。疾病与疾患可以根据以下内容区分。

疾病：需要获得医生的帮助而治疗且由菌类或寄生虫等感染引起的病。霍乱、伤寒、结核等传染病包含在内。

疾患：我们的身体能自我治愈且由血液或细胞的污染以及激素的紊乱引起的病。肥胖症、高脂血症、高血压、糖尿病、心绞痛、心肌梗死、脑梗死、脊椎管狭窄症、甲状腺机能低下及亢奋、过敏性皮炎、抑郁症、躁郁症、风湿病等代谢疾患包含在内。

提倡垃圾废物的社会

修车时要知道故障原因进行维修，同样的道理，治病要知道病因。现在我们周围的环境已经威胁到我们的生命。农药腐蚀的食品、加工食品里的各种添加物、汽车尾气、人工香精、含有氯气的水、经化学处理的衣物，还有很多不明药水成分、塑料容器等。就是说我们现在吃的喝的都含有毒成分，也不夸张。

我们的身体为了抵御有害物质入侵，身体变得很虚弱。由于忙碌的日常生活，没有时间运动，出现体温下降等现象。现在我们面临的问题是，还没有找到保护我们身体最恰当的方法。全世界患糖尿病的人口有4.25亿，中国占27%，因癌症死亡的概率攀升为每2.5位患者中有一个人死亡，即使我们知道这个事实，也束手无策，我们都会认为这是命运的安排。

统计资料显示，越贫穷寿命越短。根据贫富差异，身体健康的差异也会非常大。现在健康问题并不是一个人的问题，而是社会需要解决的课题。

情况如此糟糕，是因为世界变了。为吸引消费者购买食品，将食品加工成更加可口、香味扑鼻、颜色艳丽的食品。我们处于经济时代，为了提高销售量，我们只能给消费者提供有毒性食品。

有毒物质进入人体时，由于消化困难，会过多地消耗人体内的消化酵素（酶）。消化酵素（酶）缺少时，用于代谢活动的代谢酵素（酶）也会用来消化有毒物质。结果是代谢系统连自己要排出的废物也无力排出了。废物招来废物，开始恶性循环。

西洋医学里所谓的废物，在中医学里叫瘀血。瘀血的表面意思是血液瘀浊，它包含当血液瘀浊时的具体症状和概念。瘀血的症状包含因压力引起的气血循环紊乱，血液黏稠无法到达末端血管的状态，月经呈现黑色血块状。严重的瘀血会堵塞血管，会导致身体组织的坏死等特别严重的状况。

维护健康的最佳方法是，远离有毒物质的生活。但是生活在都市里的现代人，无法抛弃一切回到深山里生活。那如何维持我们的健康呢？知道这个方法之前，首先我们需要了解一下，蔓延到我们周围的有毒物质。

加工食品可以称之为化学添加物拌饭

去超市我们可以发现方便料理的速成食品与各种加工食品摆满了货物架。加工食品为了让食物色香味俱全，延长保质期，添加了甜味剂、香辛料、发色剂和防腐剂等化学添加物。安倍司的著书"人类发明的伟大骗局——食品添加剂"里写到食品添加剂单单是种类就多达 4000 余种。

举几个威胁我们健康最具有代表性的添加物例子。

火腿和香肠因为方便做料理，是我们经常在餐桌可以看到的菜肴。火腿中必须添加发色剂硝酸钠和防腐剂山梨酸钾。进口面粉里放入虫子，虫子会死掉，死亡原因是硝酸钠和山梨酸钠的作用。面粉添加防腐剂的原因是，从国外进口到消费者餐桌，需要几个月甚至几年的时间。

甜味剂的糖精钠没有黏稠性，却拥有白砂糖 250～500 倍的甜味。因为这个优点，食品产业为了节省成本，在生产饼干、冰激凌时使用糖精钠。

化学调味料的味精（MSG Monosodium L-glumate）虽然可以用廉价成本提高食品的风味，但会引发头痛、肌肉痛等"中国餐馆综合征（Chinese Restaurant Syndrome）"。

着色剂焦油色素是从煤炭的煤焦油中提取的，用于给硬糖和软糖染色。非焦油系硫酸铜比焦油系色素毒性更强，且过度服用时会刺激胃黏膜引发呕吐和腹泻。

有些面点企业为了让蛋糕膨胀而使用膨化剂，但是这些物质里含有各种镉、铅等重金属。

杀菌剂次氯酸钠就是漂白剂的成分，也是最具代表性的卤素漂白剂。尽管由于二噁英的危险性，全世界都在推荐用含氧漂白剂代替卤素漂白剂，但是仍有相关行业人员为了剥生栗子皮，给桔梗和莲藕漂白，使用次氯酸钠，这类事情经常会被人举报。为了挣钱在人们吃的食品里添加有害物质，这就真实的现实情况。

其他防止氧化剂丁基羟基茴香醚（BHA）、丁基羟基甲苯（BHT）会提升体内胆固醇浓度，漂白剂硝酸钠会引发循环障碍、哮喘和染色体异常。

有些人主张，此成分含量特别少且已获得了食药厅的许可，所以即使食用也毫无问题。真的会是这样的吗？大众媒体报道中提出，即使是很少量，一年下来也会每人摄取4～7千克。

在食品包装纸上，标记添加物目录，最起码能引起消费者的警觉心，给人们应对的机会。问题是戴着面具的快餐食品，没有任何的保质期约束而在市面上销售。我国把汉堡分类为快餐食品，没有义务在汉堡的外包装上标记添加物成分。但是在澳大利亚、加拿大等国家，对饮食特别注重，必须在汉堡外包装盒中标记人工添加物成分。澳大利亚的麦当劳所公布的数据显示，一个汉堡中含有 45 种添加剂。

食品中添加物的量是个问题，但更严重的是几种化学成分混合在一起后会产生连锁反应。不久前报出维生素饮料里含有致癌物质苯，此消息引起了轰动。相关行业表示这种事情绝对不可能发生，主张他们的清白。但是调查结果显示，原因是饮料里添加的苯甲酸钠和维生素 C 发生了化学反应。

苯甲酸钠是让食品不变质的防腐剂成分，是一般加工食品中添加的成分。表面上分类为安全物质的苯甲酸钠，一个安全的添加剂与维生素 C 相遇时会变成有毒物质，这个事实寓意重大。

硝酸钠可以使肉类的颜色保持鲜红色，硝酸钠和肉类中的蛋白质结合会生成"亚硝胺"，它不仅是致癌物质，还是引发贫血、呕吐、呼吸机能下降的罪魁祸首。也许分开看每个成分时是安全物质，但是两种以上成分相遇时，会引起化学反应，会产生什么样的毒素，谁也不敢保证。

添加剂对于人体是非常陌生的存在，例如独自在家时有陌生人突然闯入，你会是什么感觉呢？为了知道他是谁，会观察他的行动，问几个问题，仍然摸不着头脑时，就会以自己所知道的信息判断对方是好人还是坏人。

消化与代谢的过程不是大脑所下达的命令，而是身体非常自觉地去处理。我们称之为自主神经系统。自主神经系统善于应付熟悉的客人，但是对陌生的访问者，它则不知所措，陷入混乱。

对待大米或蔬菜等熟悉的食物时，我们的身体熟知处理方法，因此会立即分泌相对应的消化酵素（酶）。但是化学添加剂是人类诞生以后产生的新物质，这种物质进入人体后，我们的肠就会有疑问："这是什么东西呢？"会不知所措、会慌张，为了消化一个食物而浪费过多的酵素（酶）。

以后这本书里将经常提到"酵素（酶）"，酵素（酶）是一种蛋白质分子，有帮助体内食物的消化、分解、排泄，解毒、杀菌等作用，管理新陈代谢。通过抗炎、抗菌、提高免疫力、净化血液，使细胞再生、复活等，酵素（酶）在身体健康方面起到十分重要的作用。一句话概括，它点燃体内所有生命体的生命之火。

尽管化学添加剂已获得业内人士认可，是具有安全性的，但是自然界中本身不存在此物质。但是通过化学反应，会产生意料之外的有毒物质，身体接触到此类物质时会紧张和不安。考虑到这些问题，我们也需要反思一下，我们是否要向我们的身体推荐此类食物。

单纯的呼吸也会毁了我们的身体

如同饮食一样重要的是空气。饭只需要一日三餐，但是空气却需要每一分每一秒不停息地吸入体内。负责消化食物的器官，偶尔通过一餐的断食休息片刻。但是吸入体内的氧气，其中 20% 是使用于大脑的，只要停止 4 分钟的供氧，大脑细胞就开始凋亡。

随着工业的发展，空气的污染程度也急剧恶化。食物我们可以挑着吃，但是空气却只能被动地吸入体内。事态的严重性就在这里。

世界卫生组织（WHO）发表的内容显示，由于大气污染而死亡的人数，全世界每年有 600 万人。其中因室内空气污染而死亡的人占了一半。为了逃离汽车尾气污染，闭门不出宅在家里，假如室内空气被污染了，这对健康也是致命的危害。

室内空气污染的罪魁祸首是家庭使用的矿物燃料。用于煤气灶的 LPG、LNG 等燃料，通过燃烧的过程会产生大量的一氧化碳和硫氧化合物，若紧关着窗户或者不排风换气，有毒物质就会被我们吸入肺中。

使用燃气取暖时，室内会因不完全燃烧，被一氧化碳污染。一氧化碳曾经夺去了很多老百姓的生命，它是煤炭烟的主要成分。若不定期检查室内取暖设施的状态，室内取暖设施将成为对人体造成致命的凶器。

此外吸烟、外部煤烟的流入，为了室内装修安装的家具、地板等，装修建筑材料散发的有害化学物质也是室内污染的主要原因。

LPG 汽车所排出的尾气当中的水银也不能忽视。LPG 汽车首次上市时，作为环保移动手段颇受青睐，但是 2007 年某言论社指出水银排出量比一般汽油车和轻油车多，事实曝光后 LPG 汽车所排出的尾气当中的水银被视为大气污染的重大原因。

水银原本是在岩石或是湖水、湿地等水世界微量存在的物质，在自然界存在时并无大碍。但是当它通过尾气等工业废物排出就另当别论了。工厂烟囱喷出的水银渗入土壤、河川、空气中变质为甲基水银 Methylmercury，甲基水银在鱼类、蔬菜等食品里慢慢堆积，最后被人体吸收。

除了流入空气的水银以外，通过牙齿充填剂汞合金（50% 以上由水银构成）堆积在人体内的水银也不容忽视，这样流入体内的水银会引发水银中毒，导致脑细胞死亡。水银对肝功能脆弱的儿童会产生严重的危害，近期被视为儿童自闭症增多的原因。1950 年，在日本水俣县，女性们食用被水银污染的鱼类后所生出的孩子，都患有神经发育障碍。水银还会引发支气管炎、念珠菌炎和自体免疫疾患。

从美丽的女人身上散发出的香气是非常迷人的。但是她们并不知道，自己所喷的香水中，含有化学复合原料。过去香水是只有贵族才可以使用的，从 19 世纪中期才变成大众化的产品。化学复合原料代替了昂贵的天然原料，从此普通老百姓也可以广泛地使用香水。梦幻的香气背后，一直跟随着一个使室内空气污染的影子。

为我们提供香气的芳香剂、香草、纤维除臭剂，都是室内空气污染的主要因素。

某电视台的栏目中，曾经试验过香烛对室内空气的影响。一度被相信能够净化室内空气的香烛，相当于一辆汽车在房间里启动时排出的污染物质。

此外洗发露、沐浴露、化妆品的香气等，好闻的香气中大部分都含人工制造的香精，其原料是石油化合物。众所周知，石油化合物会引发人体过敏现象，并成为各种癌症发病的原因。

更加严重的问题是，一些无职业道德的人直接在人们食用的食物里添加人工香料。爆米花所散发出的香甜的黄油香，奶油散发出的牛奶香等，绝大部分香味都是把几种石油化合物混合后制成的。长期闻这些香味，不但肺会遭受严重的损害，而且人体的免疫力也会大幅度降低。

大气污染可怕的原因是可以形成酸雨。工厂和行驶在马路上的汽车会排出一氧化碳、二氧化硫、三氧化硫等，平时这些成分会停留在大气中，攻击我们的肺部，但是一旦下雨就会掉落在大地上。含有雾霾的雨水是酸性的，pH 值会降低到 5.6。

酸雨腐蚀金属和建筑物，破坏河川与湖水中的生态系统。直接接触酸雨的植物会变得枯黄凋亡，动物则会皮肤受伤。另外酸雨会把土壤转变成酸性，降低食用蔬菜的矿物质含量，并妨碍其正常的生长。

在离地面 25 ～ 30 千米之间有臭氧层，紫外线辐射在高空中被臭氧吸收，对大气有增温作用，将地球的温度均匀分配，但是臭氧层正被大气污染源氮氧化合物、CFC Chloroflrorocarbon、氟利昂等破坏。地球温暖化不但破坏植物的栖息地而且使沙漠化的进程加速，提升海平面引发异常气候。

如上所述，大气污染不仅搅乱生态系统，还直接损伤人体的呼吸道与心血管系的自主神经，降低人体的免疫力，提高血液的黏绸度。

我们的身体为了克服这样的状态会使用大量的酵素（酶），若体内备存的酵素（酶）足够多就不成为问题，但是在消化作用已经消耗了大量酵素（酶）的情况下，浑浊的血液会继续循环，成为代谢疾患的原因。

死亡动物的逆袭

1350千克大豆一年可以养活22人，但是拿这些大豆饲养牛，只有一个人能吃到牛肉，喝到牛奶。我们小时候一般用稻草喂牛，稻草中搭配一些谷物，这是属于特殊顶级套餐了。但是现在普遍用谷物喂养牛。为了生产牛饲料，现在亚马逊密林也在逐渐消失。为了生产1个汉堡包需要5～13平方米密林的面积。

国内外许多名人宣言自己是素食主义者。这一方面为了反对非人性化的家畜饲养方式，在环境保护方面树立模范，另一方面则是为了维持自己的身体健康。韩国演员宋一国是演艺界典型的素食主义者，曾说素食会带来一种灵魂净化的感觉。以他为例可以知道不吃肉也可以成为肌肉男。

全球大约有10亿人因为粮食短缺而遭受饥饿，但是另有10亿人因为吃肉过多而被肥胖症困扰着。偶尔会有人问我只挑精肉吃的话是否对身体无害，以结论而言不管是肥肉还是精肉，食肉都会给人体带来负担，所以要节制。

观察一下我们的牙齿，咬碎肉类的犬牙只有 4 颗，而切碎蔬菜的门牙有 8 颗，嚼碎谷物的臼齿多达 20 颗。这说明什么？若一天吃了 4 份肉类，谷物和蔬菜就要吃 28 份。正好是 7 比 1 的比率。

我们的身体需要多种氨基酸，体内能够自身合成一部分，但是有一些必需氨基酸我们的身体无法生产。这些必需氨基酸必须通过食物摄取，所以现代营养学依据肉类含有大量这种成分，鼓舞人们通过吃肉摄取必需氨基酸，并且声称吃肉才会长肌肉长身高。

不可否认肉类里面含有大量的必需氨基酸和蛋白质。即使是这样并不意味着要多吃肉类。通过只吃少量的肉类也可以摄取必需氨基酸，而且还能通过其他豆类摄取蛋白质也同样是如此。食草动物虽然不吃肉，但矛盾的是自然界当中个头大且肌肉发达的一方不是食肉动物而是食草动物。

身为猎物的斑马比捕食者狮子个头大，不是吗？

只有吃蛋白质才会生成蛋白质的观念也只不过是一次元思考方式。我们的身体本身就是一个拥有无穷能力的炼金谋士，它能拿 A 制造 B 和 C。相同的泉水，牛喝了会成为牛奶，蛇喝了会成为毒，不是吗？

肉类里面含有的饱和脂肪酸有易氧化的性质。脂肪氧化时体内会生成活性氧自由基。自由基以加速身体老化而臭名昭著。

比较一下喜欢肉食的人与以素食为主的人的皮肤，就可以知道两者之间的弹性差。肉食会加速老化，而蔬菜里面的多酚、黄酮类化合物、β－胡萝卜素、维生素A等植物生理活性营养素会防止老化而使皮肤充满弹性。

人类的肠绵阳不断，曲折蜿蜒，是典型的草食动物的形态。肉食动物的肠则长度短且呈直线型。也许有人会问肠子的长度与样子算什么，但这与酵素（酶）的分泌量有直接关联。我们的肠被设计为符合素食，意味着蔬菜的消化并不需要大量的酵素（酶）。

素食能节省体内的酵素（酶）。然而为了消化肉类需要从心脏、肾脏、肝等大量抽取代谢酵素（酶），而代谢酵素（酶）的短缺就是各种疾病的原因。

最严重的是肉类几乎不含有纤维素。良质的纤维素扮演增大大便容积量的角色，若因纤维素不足便量减少，为了排出少量的大便我们的肚子就会开始用力。这种情况反复发生会导致组成肠壁的肌肉变得厚而结实。这样厚实的肠进行收缩运动时，在提高肠内压力的过程中黏膜会相互折叠。这种现象会在肠壁各处形成兜状结构，若医学用语称为Diverticulation的这个兜状结构夹入大便的话，则大便难以从中出来，导致宿便不断积累从而引发肠内毒素的形成。

经常光顾我们餐桌的肉类如鸡、猪、牛由于被困在有限的空间内饲养而运动不足而处于压力极大的状态。人类也是如此，压力会使动物的健康变得不和谐，成为易得病的体质。因此只能投用抗生素等各种药物，并由于包括成长促进剂（IGF-1）在内的这些药物家畜会误入非正常成长的歧路。过去奶牛一天生产3升的牛奶，但是投用成长促进剂的如今奶牛一天可生产30升牛奶。

而且最近的奶牛被困在狭窄的空间不分昼夜地生产牛奶，然后被加工为汉堡包肉馅卖出。过去牛需要3年才会成长为能受胎的成年牛，但是用各种药物饲养的如今只需一年就能成年并受胎。想象一下这种食物会上桌。严格来讲，肉类与牛奶不是畜产物而是工厂产的加工品。

无法在大众传播直接明了地说这些是为了保护畜产农民。若露骨地劝人们节制肉食，畜产农民会提出抗议，所以迫不得已迂回地用"均衡饮食"这种说法。

考虑健康的话，蔬菜比肉类好，生菜比熟菜更好。生菜里含有大量协助排泄的纤维素和堪称生命钥匙的酵素（酶）。吃水果连同果皮一起吃能摄取植物生理活性营养素，更是对身体有益。

还有一个不能不提的是发酵食品。发酵食品本身就是块酵素（酶）。吃猪肉时，和虾酱一起吃就是因为酵素（酶）会协助消化。市场销售的含酵素（酶）食品由发酵法制成因此鱼酱、清麹酱、泡菜等是对人体十分有益的食品。

TIP 吃比人类体温低的肉类吧

若迫不得已要吃肉类的话，尽量摄取基础体温比人类体温低的动物。动物的体温越低其脂肪更易溶解于我们体内。作为参考，牛和猪的体温比人类高一点。

以鸡为例子，40℃左右的体温让它成为体温最高的肉类。把煮鸡后的水倒入下水道里早晚会堵塞。若把这想象成人体多么可怕。

鸭的体温比人类稍低。长时间生活在水面的鸭比陆生的鸡体温低是理所当然的。鸭肉被称为健康食品也正是这个原因。鸭油进入人体后不会凝固而会流淌。肉类中体温最低的当之无愧是鱼类。生鱼片中的酵素（酶）没有被破坏，因此在肉类中堪称最佳。

精制食品不是饮食

餐后过一段时间我们会感到饿。饿是人体内燃料短缺的信号，饿时我们会相应地进餐。食品最基本的功能就是这样的"营养供给"。即为了获取活动必需的力量并消除饥饿感我们要吃东西。人怎能只吃三餐呢？要喝咖啡、吃水果、吃冰激凌。食品的第二个功能就在于"满足味觉与嗜好"。有些人呼吁人生之大乐在于吃。若有以可口的料理而闻名的饭店，美食家们即使过雪山爬草地也会去一品。这是比起为了生存而更是为了口舌的快感而进食的情况。

尤其是作为饭后甜点食用的嗜好食品是让人类的口舌愉快的食品，与获取活动必需的能量或维持生命没有直接关系。

以我为例，我曾经毫无想法地喝咖啡，但是得知咖啡因浪费消化酵素（酶）的事实后正在节制。想要戒掉什么东西与其单纯认知它是有害的还不如具体地知道它怎么个有害法。

单纯认知吸烟有害健康的人不容易戒掉，但是知道吸烟荒废人体的过程与原理的话会自然而然地会讨厌吸烟，所以需要学习。

食品的最后一个功能是"促进健康"。健康食品是把是否饿或是否美味放一边不谈，而只为了健康而吃的食品，对它的定义随着时代而变迁。当饿肚子还是家常便饭的时候，在把一天能吃上三餐认为是幸运的过去，牛尾汤或煎排骨是高蛋白、高脂肪、高热量一箭三雕式的营养餐，但是在现代这种食品作为高热量食品在健康破坏者排名中数一数二。

并且过去食品的功能停滞在最基本的功能，但随着人均收入增多，食品工学发展，在能大量生产食品的现代社会对食品的认知逐渐趋向于第二、三个功能。既然吃就吃好吃点的、健康点的这种观念深入人心。

不知从何时起，我们很自然地每一餐都在吃白米、面粉、白砂糖等精制食品。精制食品是改变食品原本拥有的自然性质而提高味觉、外形的食品。即在人为加工过程中，覆盖在食品上的纤维素和营养成分老早就已分离。好吃好看的精制食品除了热量之外毫无可取之处，以一言概之就是华而不实。

现在市场销售的白米是经过几个捣米过程的。因为在捣米过程中会有大量营养素脱离，所以食用纤维素等对身体有益的成分含量接近零。其结果就是白米沦落为一块碳水化合物，且它的糖数值（GI）也会提高。摄取 GI 数值高的食品的话，血糖上升速度会加快，吃后没过多久会急剧变饿，容易导致暴饮暴食。脂肪的燃烧能力下降，取而代之的是脂肪储存的促进。

即使白米在嘴里柔顺滑口，但是想一想它所带来的弊害则应当尽早食用糙米。把糯米和糙米混合，一整晚泡在水里后再煮饭，饭的黏性会增加，组织会软化，吃起来毫无负担。且糙米在发芽过程中营养会增加，毒性消失。若习惯食用糙米反而会对平淡无味的白米感到反感。

面包、蛋糕、拉面、意粉、披萨等孩子们爱吃的点心类大部分由精制面粉制成。精制面粉会使血糖数值急剧上升，且过多分泌胰岛素促进脂肪的堆积。而且在引进面粉的过程中添加的防腐剂会带来消化酵素（酶）被浪费的恶果。我们家孩子也瞒着我偷吃面包，这表明戒掉自己从小吃的食品并不是件容易的事。考虑饮食带来的精神上的安慰，与其训斥家人无条件地戒掉它，还不如建议食用大麦年糕、土豆、地瓜等代替食品。如果必须要吃面食，最好挑选由全麦面粉或黑麦面粉制成的品种。

白砂糖的原料中含有许多无机物质和营养素。但是它经过精制过程后成为白砂糖则应另当别论。精制的白砂糖在体内的吸收速度极快，还尚未与新陈代谢同化就已经分解了。肚子饿时想吃甜的东西也是因为迅速镇静大脑的功能造成的。

白砂糖暂时的作用会引起肝和胰脏等内脏负荷、组织氧化，过快的消耗体内无机物质和其他营养素等给人带来消极影响。常吃硬糖、巧克力、饼干的孩子们过得活泼散漫，不能说与其毫不相干。

而且长时间摄取白砂糖时，细胞会老化，白细胞会失去原有的功能，这会导致人体免疫力弱化，成为易得病的体质。并且白砂糖本身的热量很高，若吃大量的甜食，糖分会在体内变质为中性脂肪积累在体内各处，成为肥胖症的原因。

此外，白砂糖会夺取钙等人体的矿物质，引发骨骼密度弱化、动脉硬化、心肌麻痹、脑卒中、低血糖症、集中力下降、抑郁症、头痛等疾患。精制的白砂糖，用一句话说就是无维生素、无纤维素、矿物质短缺的畸形食品。

人们一般认为盐是引起高血压的原因，但是观察人体的原理可以知道，形成高血压的过程并没有想象的那么简单。高血压不是我们所认识的一种病，而是人体为了摆脱污染的血管导致的血液循环不畅而努力自我净化的过程，是为了使血液传达到身体各处，心脏高强度地收缩输送血液的过程。

人体的血液中含有 0.9% 的盐分。盐含量比这数值低时，大脑的氧气供给会不顺畅而引发老年痴呆。盐的主要成分是钠，但是其他镁等微量矿物质协助体内钠的排出，所以吃得稍咸一点也不成大碍。用这些事实说的话，盐不是妨碍血流的主犯，反而拥有协助血流等许多有益的功能。

总而言之，不是吃盐有害健康，而是摄取缺乏矿物质的精制盐有害健康。精制盐光咸且不具备帮助血流循环的矿物质。吃得咸导致脸发肿，大部分是摄取精制盐造成的。这时也有 2 种不同情况。

健康的人即使吃得咸一点，代谢酵素（酶）会起来调节血流量。

问题是体内积存的酵素（酶）缺乏的人。他们摄取精制盐时血压持续升高脸会肿大。我一再强调盐本身是利大于弊的食品。去市场购买盐时会选择即使贵一点的海盐。

并且有些人虽然血管没有被污染但是血压比较高。这属于年轻时过劳导致过度消耗酵素（酶），血管僵直的情况。这时候与其无条件减少盐摄取量，还不如摄取饱含良质的 HDL 和酵素（酶）的食品来软化血管。

最后我想谈谈精制鱼油。市场销售的含有 EPA 和 DEA 等脂肪酸的精制鱼油是把从鱼类提取的油脂加热，加压后用二氧化碳抽取的特定成分，对人体有害。现在各方对精制鱼油对身体是否有害议论纷纷，因此以鱼类为例，整条直接吃应该是最安全的。

饼干点心的诱惑

在过去，餐桌上的菜肴不丰盛，但是并没有产生很多营养不良的状况。五谷杂粮中丰富的矿物质、营养素、酵素（酶）等会补充偏食者的营养不足，使身体保持健康状态。而现代人，看似可以通过各种各样的餐食摄取很多营养成分，但是实际上还是处于营养不足的状态。

一般都会觉得，肥胖症是营养过剩产生的，但实际上是营养不足导致的肥胖。摄取食物的量是非常充足的，但是一直在吃深加工食物，所以导致身体缺乏营养成分。人们将人体的营养不足、营养不均衡的原因，误解为是因为缺乏卡路里，总是要求身体不断地摄取食物。吃了很多食物但是总觉得饥饿，都是因为这个原因。如果现在还是摄取深加工食物，其实吃不吃都是一样的，会陷入肥胖的恶性循环。

我们的身体，即使没有人指挥命令，也会自动地寻找身体所需的营养成分。我们可以想成，现在想吃的食物，就是我们现在身体所需的营养成分。但是盐、糖、脂肪，就如同我们的酒瘾、烟瘾一样，我们会对这三种成分容易产生依赖性。即使身体其实并不需要这三种成分，也会产生假象如同身体需要一样。饼干西点制造商就利用了这一点。

孩子们喜欢的饼干点心是稍微有点咸味、甜味、油炸的，这种食物百吃不腻，越吃越想吃。不是所有的人都喜欢吃饼干点心，平时不吃的人不理解饼干点心为什么那么好吃，就像小孩子不理解为什么大人喝酒抽烟一样。但是每天吃饼干点心的人，要是突然间不吃了就会觉得很空虚。

饼干点心类的甜味是以玉米萃取物为基础的液体多糖（HFCS），液体多糖萃取要比白糖复杂，将玉米中不易消化的成分都去除后萃取了甜味。液体多糖也要比白糖更加甜，阻止给予饱腹感的蛋白质类激素的分泌，使身体感觉不到饱腹感，一旦开始吃饼干点心就容易停不下来而一直在吃。

一般人认为，身体摄取很多动物油时就会发胖，比如猪油被认为会堆积体内引起肥胖，而摄取植物油时会觉得对身体健康有好处，比如橄榄油被认为有助于改善血液、防止老化。所以很多人觉得用橄榄油炸的食物多吃点没有关系，对健康是无害的。但是，事实会是我们认为的样子吗？

首先，油炸的烹饪方式我们不赞成。油炸将食物的味道变得更加鲜美，但是油炸后食物中的成分会让我们的消化系统变得迟钝，胃分泌过多胃酸而使身体变为酸性。同时油炸食物使我们的交感神经变得特别活跃，心情变好，这也是为什么天气不好或心情不好的时候会想吃油炸食物，但油炸食物会消化过多代谢酵素（酶），影响身体的新陈代谢。

如果是反复油炸或二次、三次加热油炸食物，将会产生反式脂肪酸，反式脂肪是自然界原本不存在的油脂的统称，对身体损害更大。

制作起酥油或者人造黄油的时候，会在植物油当中添加氢气。橄榄油和葡萄籽油等一般植物油在炒和油炸的过程当中也会产生反式脂肪酸。用橄榄油炸食物时，也会产生反式脂肪酸中最不好的反油酸。

爆米花、冷冻披萨、薯条、炸鸡、蛋糕、甜甜圈、饼干中含有的反式脂肪酸，将使对人体有害的胆固醇（LDL）指数增高，使对人体有益的胆固醇（LDL）指数降低。

反式脂肪酸导致人体必需的脂肪酸缺乏，打乱生理周期和细胞代谢，破坏细胞壁，降低免疫力，会引发心脏病、动脉硬化、肝癌、乳房癌、胃癌、大肠癌等。即使努力运动，反式脂肪酸也不会被排除，因此比动物不饱和脂肪危害更大。

过度摄取"钙"会导致猝死

钙作为身体中的重要成分，与各种生命现象相连，99%的钙在骨头中，1%的钙存在在血液中。

血液中的钙成分，对神经和肌肉起到收缩和松弛作用。钙获得外界的情报后，传递给神经系统，所以钙被称为身体情报员。比如有人要打我们时，我们会不由自主地眨眼睛，那就是因为我们的神经收到钙传递来的外界刺激，产生自然反射，身体也随之行动。

钙与体内蛋白质产生反应，会促进体内所有酵素（酶）产生反应。清除有害菌、活跃白细胞而提升免疫力。所以体内缺乏钙时，容易感冒，容易引起过敏反应。

因为钙对身体的重要性，许多营养学家都建议服用补钙产品。市面上销售的牛奶、芝士等包装上也都非常显著地标注着含有钙成分。但是现在我们所面临的问题是，我们摄取了过多的钙成分。

为了细胞的运动，需要适当的钙成分。但是钙成分过多时，人体中钙和镁成分不平衡，会有导致猝死的危险。

钙和镁搭配后控制肌肉活动，我们肌肉用力时血液中的钙会流到肌肉细胞中，肌肉会收缩，肌肉放松时血液中的镁会流到细胞外部，自然地起到了松弛肌肉的作用。运动后，腿会抽筋。抽筋的原因是体内的钙使肌肉收缩后，镁没有起到松弛肌肉的作用，所以会产生抽筋。运动或受到压力时，会迅速消耗镁。如果经常发生抽筋现象，可以怀疑是因为缺乏镁导致的。

钙受到刺激后会传递信息，所以钙在血液中才正常。如果过多摄取钙，使钙进入了细胞，过度刺激肌肉身体就会产生痉挛。身体疲劳或者受到压力时，眼皮和脸颊肌肉会跳，并不是身体虚弱或者压力引起的，而是摄取钙和镁量不平衡引起的现象。

钙和镁严重不平衡的情况下，会引发面部痉挛、心律不齐、心绞痛，甚至产生血液循环停止。年轻人中会有过劳死、猝死的事情发生，大部分都是因为钙和镁在人体中不平衡引起的。

近几年，独居的未婚男女越来越多，他们一般为了方便都会选择吃快餐或者便利店的食物。已经做好的这些快餐中，营养和矿物质都不足。

为了使身体中钙和镁含量得到平衡，我们应该食用自然食物。在阳光照射下生长的蔬菜、糙米、大豆中就含有人体所需的矿物质。为了防止猝死，我们最好的食物，是以这些为材料所制作的糙米饭、大酱汤、蔬菜等菜肴。

近几年，媒体上大量喝牛奶补钙的广告使我们陷入一个误区，觉得牛奶是走向健康的一把钥匙。甚至还觉得牛奶中的钙，对于我们来说还是不够的，钙成分加强的牛奶和芝士类产品特别畅销。

学校通过午餐给学生发放牛奶，家庭中为了让孩子更加健康成长让孩子多喝牛奶。其实，让孩子食用错误的食物，与对孩子施加暴力一样，也是对孩子身体的施暴。

同样服用牛奶后，东方人比西方人的肠功能会弱一些。是因为历史上亚洲人没有什么喝牛奶的习惯，喝牛奶的机会比较少，身体中不需要分解乳糖的乳糖分解酵素（酶）。不能分解乳糖的现象称之为"乳糖酶缺乏症"，甚至并归为一种病。但准确地说，乳糖酶缺乏并不是病，也不是什么缺陷，而是因为区域性的长期饮食习惯的原因，天生缺少分解牛奶的酵素（酶）而引起的。

我们也应该转变观念，不能消化牛奶的人有不喝牛奶的权利。强行要求孩子从小开始喝牛奶，因为不饱和脂肪酸过多，也会引起肥胖、高脂血症、糖尿病的发生的概率加大。奶牛注射的成长促进剂（IGF-1），也会引发性早熟，强制喝牛奶也会引起痛苦的过敏现象。

经研究发现，患儿童糖尿病有多种原因，其中一个就是因为摄取牛奶的量所引起的。成人糖尿病也是一样，知道病因后，我们就知道应控制牛奶摄取量。饮食习惯应该有所变化，多吃含有酵素（酶）和营养成分的蔬菜、水果等食物。

牛奶中含有大量的钙，但是镁成分含有量很微小。为了补充钙长期服用牛奶、养乐多、芝士等会引起矿物质的不平衡，威胁到健康。

压力是藏在心里的"毒"

"压力好大""好生气"就像流行词汇一样，不管是孩子还是大人都会经常使用。压力是身体产生的紧张感，好的压力会在生活中产生动力，但是大部分的压力给人的印象都是消极的。

当外界施加压力时，身体会努力地适应压力。但当压力过多时，会扰乱身体自主神经系统，产生不安、犹豫、无力等现象，开始时会产生精神上的症状，严重时会转移到身体上产生疾病。

研究发现，70% 的内科疾病都与压力有关，可见压力对身体健康的影响很大。长期处于受压状态，身体自主神经系统功能紊乱，最明显的就是压力会引起肠道系统紧张，而人体 60% 的免疫力都是肠道系统提供的，所以压力也会降低身体的免疫力，使身体处于易患疾病的状态。

加拿大著名生理学家塞里，通过老鼠实验，证明了压力与肠运动的关系。老鼠进食后，在老鼠身体上进行电流刺激，肠胃会立刻停止运动。

因压力引起的自主神经系统功能紊乱，会引发过敏性结肠炎。长期餐后有腹痛、腹胀、腹泻现象时，应该怀疑是否患有过敏性结肠炎。因此可以认为，过敏性结肠炎是因为压力引起的肠道问题，而患有过敏性结肠炎，会引发循环系统问题，受到影响最严重的是血液。

正常情况下，人体中的血液及体液应该呈碱性，但是压力使肠道停止摄取营养时，血液马上会变成酸性，我们的身体为了将 pH 值调整为正常，会从身体的钙中摄取碱性成分使用。当血液将骨头中的钙抢过来使用后，我们会患骨质疏松症。大多数骨质疏松症患者多是因为压力的原因导致骨头变弱。

在这里我们想一想，压力情况下，生命活动中的钙是从骨头中抢过来的，那生命活动中的镁应该从哪里摄取过来呢？很抱歉，我们身体中没有储存镁的仓库。由此可见，骨质疏松症对我们来说并不是危险的问题，而由此带来的肌肉过度萎缩才是危及我们生命的最大问题。轻微的肌肉萎缩时，会产生脸部肌肉颤抖、腿部抽筋等现象，严重的时候，会因为血管萎缩而导致猝死。

在社会进入飞速发展的工业时代之前，人们的生活并不十分忙碌，因为变化较少，所以也没有必要为了适应新的事物而付出很多努力。但是，现代社会是一个充满变化和充斥着大量信息的社会。我们坐公交车时会听到电台广播，坐电梯时会看到可视广告。我们不想听不想看，但是因为周围的环境只能听只能看。从手机开始，每天都有很多数码电子产品上市，为了掌握这些数码电子产品的使用方法，现代人的身体因为这些因素精神紧张得像绷紧了弦的琴一样紧绷着。

我们不能脱离社会生活，这句话意味着在这个社会生活，我们很难做到在没有压力的情况下生活。过度的压力，使自主神经系统功能紊乱，导致身体的平衡被打乱。一般医生在不明病因时都会说是神经导致的，说因为心理或者精神紧张导致的身体不适。这句话并不是表示我们的身体没有问题，而是说明我们心理上的病转移到了身体上。

为了健康的生活，我们应该把心放宽一些，从容地面对生活，有一个理解这个社会的心态。生活中均匀地摄取含有矿物质和酵素（酶）的食物，多喝水，把身体中的疲劳物质排出，将身体变得暖一些，让血液在我们身体中更好地循环。

药（Pharmacy）的语源是毒

在古代希腊"药"的单词和"毒"的单词含义相同。药（Pharmakon），是毒的同时也是解毒的，造成疾病的同时也是治疗疾病的，是含有多重含义的词语。现代哲学中，病是有害的也是有益的，富含双重意义。药店称之为 Drug-store，但是也叫 Pharmacy，因 Pharmacy 诞生了 Pharmakon 这个单词。

孩子发热去医院，西医会开退热药，父母相信医生，将医生开的药给孩子吃。这时父母不要认为，吃了退热药孩子退热了，就说明病治好了。其实退热药可以退热，但是退热药并不能把让孩子发热的病给治愈了。中医却会开让身体更发热的方子，认为身体发热、浑身疼这不是病，而是我们的身体在和病魔抗争。产生痛证、炎症、发热，说明我们的身体有自生能力，不要急于去除。

白细胞是我们身体里的军人，细菌侵入到我们身体时，会被白细胞消灭掉。这时有助于白细胞活动的催化剂是酵素（酶），在比体温高的环境下，酵素（酶）会更加活跃地活动。身体的发热是为了制造白细胞，是人体中酵素（酶）活跃活动的过程。

抗生素可以把细菌去除，但是不能将感染的病毒去除。因为抗生素可以攻击细菌的细胞壁，但是病毒没有细胞壁，所以不能利用抗生素去除病菌。病毒是变异多种的个体，用任何药都不能去除，只能通过自身的免疫力战胜病毒。血液净化是提高免疫力最佳的方法，通过血液净化，有助于身体代谢功能更加活跃。

宇宙如同钟表的指针按照一定的规律活动，宇宙万物都是有始有终始终保持平衡的，我们的身体也是在时刻进行着"自我平衡"。自我平衡（Homeostasis）的意思是，我们身体为了恢复正常状态而活动着。以"自然治愈力"来说明，我们会更加容易理解。

孩子们做牙齿矫正时，需要戴很长一段时间的矫正器，然后牙齿会变得非常整齐漂亮。说明牙齿为了回到原来的位置会自动地移动位置，所以我们需要长时间带矫正器防止牙齿移动。同样的道理，我们的身体也知道，它原来所在的位置，所以会去向它所在的位置移动。我们的出生，意味着已经拿到了健康保证书。人活着的时候，身体会保持正常的状态，而不是倾向于不正常的状态。

可以设想一下，如果我们的免疫力正在为了杀死病菌，为身体加热调动酵素（酶）活性，但是我们以治疗的名义往我们身体当中注射降温的药，那此时的药是不是对发热的身体来说就是毒呢？这个方法并不是在帮助身体，而是会导致杀掉身体的自我平衡能力。

我们的身体为了和病菌抗争，会使用酵素（酶），同时为了排除外界进入的毒素，会消耗酵素（酶）。导致双重性的消耗体内酵素（酶）的结果。

动物们生病时，不吃任何东西，只会安静地躺着忍受痛苦。不能说话的动物，也知道如何救治自己的身体。我们应该相信我们的身体，最好的医生是我们的身体，因为生病没有胃口，不是因为快要死了，而是在节省消化时使用的酵素（酶），将节省的酵素（酶）用于治疗病症，是身体防御的一个环节。

禁食（Fasting）是不给我们肠道工作业务，会产生全力以赴治疗我们身体的效果。身体发热时，最好的治疗方法是，我们什么也不要吃，直到退热为止，让身体处于休息状态。

我们可以再进一步想到的是，疼的时候，让它尽情地疼吧，我们应该有着这样的观念。我们的身体经历病了以后，会得到克服病的力量（抵抗力）。有这么一句话，知己知彼方能百战百胜，稍微觉得有点发热了，不要直接跑到医院接受治疗，而是卧床忍痛坚持，更加有益于健康。病情好转后，养成健康的饮食习惯，经常运动，增强与病魔抗争的力量。有这么一句话，健康需要我们健康时候的维护。

这里我们并不是无视西医在医学领域做出的贡献，但是西医更偏重于对病情的症状的治疗。普遍认为的西医"大众疗法"着重于减轻或消除疾病的症状，对疾病本身没有根本性的治疗对策。强行减轻或消除身体自然产生的反应，是不是就像人类说可以随意改变宇宙规律呢？这是不是可以称之为傲慢呢？

我见到的西医当中，有人曾经跟我说现代的大众治疗法是对身体的大不敬。还有医生曾跟我说，来到医院的患者会给开药，但是自己的子女是不会给开药品的。虽然医生们想竭尽全力去给予治疗，但是患者们还是希望"一针见效"的效果，所以医生们只能按照患者的意愿给开药。在资本社会，医生们也要有收入、要生活，所以改变药物治疗服务，比起医生来说患者去改变更加合适。

运动不足时体温会下降

在过去漫长的岁月中，人类以打猎、采集（植物、草药等）、耕地的方式作为运动，维持生命。但是经历产业革命后，短时间内大部分的体力劳动都由机器完成了，进入现代社会后，人们坐在电脑前工作的时间增多了。

我们减少了使人体发热的器官——肌肉，自然地人体体温下降了。相比 50 年前，我们的平均体温下降了 1℃。维持身体活动的器官是骨骼和肌肉，在人体中储存蛋白质的仓库是肌肉，肌肉保证了生命机能的运作。肌肉的收缩和拉伸运动，使血液顺畅地流转。肌肉运动发热，维持着我们的体温。

每个人都是携带着一定数量的肌肉纤维出生的，即使是刚出生的婴儿，肥胖的人并不是没有肌肉，而是肌肉被体脂肪遮盖住了，所以从表面是看不出来的。

肌肉纤维是和人类的成长成正比的，越长大肌肉纤维会越发达。

但是身体的运动和营养摄取是肌肉纤维发达的基础。野猪表面看起来不是很胖，但是要比家养猪的运动量大，所以肌肉的含有量会更多。肉多的野猪因为没有打过抗生素，所以在山里奔跑运动时，肌肉会将温度提高，有助于新陈代谢。

运动时，肌肉受到刺激，将肌肉纤维分解得很小。我们跑完步后，腿有紧绷的感觉，这是因为肌肉会通过运动给身体造成伤害。肌肉引起的伤口（痛证）可以通过休息和营养供应恢复正常，要比运动前的状态恢复得更加好，这就是肌肉成长的原理。随着肌肉的成长，相对肌肉的体面积会变得更大，从视觉效果会产生一个假象，就是体脂肪会看起来更薄（少）。体温升高，基础代谢量提高，整个身体的新陈代谢率会变好，所以我们将身体中的肌肉称之为暖气。

身体中含有正常量肌肉的人，体温会保持在 36.5℃。在这个基础上，体温稍微有些下降时，身体开始发生异常。体温降低 1℃ 的情况下，首先会对肠道有影响（损害）。

我小的时候，即使天气很热，妈妈也一定会拿被子盖住我的肚子。肚子着凉时，首先酵素（酶）的活跃性会降低，还会造成肠道的蠕动能力降低，产生便秘。消化系统的异常会转移到代谢系统的异常。即使是非常炎热的夏天，也要保持体温，才可以保证我们的健康。

现在人的慢性疾患中，最普遍的原因，都是因为没有维持好肠道的温度。除此之外，体温降低还会使皮肤敏感度提高，产生皮炎、哮喘、鼻炎等过敏性疾病。

我们的体温降低到 35℃ 时，基础代谢量就会减少 12%，血液流转不顺畅，癌细胞更加活跃，免疫力低下，所以疾病们开始更加放纵，为所欲为。体温如果降低到 32℃，我们的内脏功能完全会静止，大脑会停止活动，会产生幻觉等症状。

更加严重的事实是，现在儿童的体温也开始越来越下降了。处于成长期的儿童，因为代谢功能比较活跃，所以体温会高。我们小时候，稍微跑着玩耍一会，身体就会出汗，会直接把外套脱掉，现在很难可以看到流汗的孩子。现在的孩子很少在户外活动，都会在家玩电脑游戏。孩子的免疫系统还没有发育完成，一旦体温下降，会比成人处于更加危险的状况。

我们身体生病时，会产生身体发热的现象，这是为了使我们身体中的酵素（酶）更加活跃化，才会发热提高体温。酵素（酶）在我们身体中起到蛋白质分子作用，负责新陈代谢和生命活动。温度越接近于 40℃ 时，它们会更加活跃地起到它们的作用。酵素（酶）是使白细胞运动的催化剂，我们身体战胜疾病，酵素（酶）起到最重要的作用。

折磨现代人的疾病、无力、忧郁症等，都是因为我们身体不运动不出汗产生的。人类并不是静止在一个地方不运动的植物，只有通过运动才能获得到身体的活力。通过新陈代谢，我们才能感受到心里的活力。身体上的活力，可以让我们获得精神上的活力，所以精神活力需要依靠身体活力来支撑。身体和我们的心是紧密相关的，如果有一方衰退，另一方也会连带着受到影响。运动会直接把身体中多余的糖分和脂肪燃烧。糖尿病患者运动时，会将血管中的糖分减少。肥胖患者运动时，会减少脂肪细胞。

现代人产生多种疾病的原因是，缺乏运动的机会。虽然人们知道这个事实，但是以忙碌的日常为借口，不做运动。因为不运动引起的身体问题，用什么方法给予解决，维持我们的健康呢？

除人体净化以外，没有其他方法

我们的身体比任何一部机器设计得还要精确，眼鼻口的作用都不一样，胳膊和腿的作用也不一样。我们身体中没有一个器官是没用的，即使是扁桃体、阑尾人们可以随意地切除，但是它们在人体中都有它相应的作用。

我们的身体制作得如此精准，我们身体的呼吸、消化、代谢都有紧密关系，通过相互作用维持着生命。我们通过嘴吃的东西和通过呼吸获得的空气，都会成为我们的血液，到达我们全身，供应营养和氧气。

进入现代社会后，将食物加热，为了更方便地吃将皮剥掉，添加各种化学合成物，油炸食物已经成为我们的餐食。这些食物会污染我们的身体，降低我们的身体机能，使我们的身体引发了各种问题。

因为以上原因，会引发肥胖、高脂血症、高血压、脂肪肝、心绞痛、糖尿病、脑梗死等慢性代谢疾患得以蔓延，这是人类历史上史无前例的。

现代人的主要疾患糖尿病、心脏病、脑卒中、癌症的大部分原因是因为没有解决体内堆积的废物。尤其是人体内脂肪细胞，它是化学合成物质的仓库，且肥胖与糖尿病、高血压、癌症等致命的疾患不无关系。

大部分情况下的糖尿病与其说它是病，还不如说是为了最大限度地快速排出由于细胞没有正常使用而产生的必要量以外的血糖，而身体自行的自救法。必要量以上的糖会氧化血管或组织，如果嘴里含着硬糖睡觉，次日嘴里会刺痛，牙齿会被氧化。

以高血压为例，第一个原因是浑浊的血管变窄，为了传递同量的血液身体自我提高血压；第二个原因是肾脏的肾小球在过滤污染的血液的过程中会堵塞，此时我们的身体为了更好地过滤而提高血压。这与净水器的过滤器在过滤脏水的过程中堵塞时用一般水压无法过滤而提高水压是一个原理。高血压并不是病，而是我们的身体为了自我延长生命而采取的自救法。

癌症也是如此。因为身体代谢的紊乱，正常细胞处于生命危急的时候，构成我们身体的细胞为了尽量维持生命而使细胞非正常化。癌细胞从另一个角度来说并不是病而是细胞为了延长生命而变异的一种方法。

人体净化的核心是通过把污染的身体排空再重新补充，从肥胖症、高血压、糖尿病、癌症等病魔的魔掌中拯救人体。动物在身体异常时会中断饮食的摄取等待健康恢复。感冒时没有胃口也是因为身体自己控制部分或全部器官进行休息等待器官正常化。

人体净化项目与以绝水断食为基础的解毒或解毒疗法性质不同。现在一起来研究一下。

以正常的新陈代谢为例，体内脂肪酸在葡萄糖的帮助下转换为能量，若实行水断食，在没有葡萄糖流入的状态下脂肪酸只能靠自己生产能量，即会采取非正常的能量生产方式。脂肪酸与脂肪酸结合生成酮酸，并由于血液酸性增加引发酮症酸中毒。

若发生了酮症酸中毒，人体为了把血液调整为弱碱性（pH7.35）会从身体内夺取钙与磷。人体内能轻易得到钙与磷的部位是骨骼，流失钙的骨骼会漏洞百出，形成骨质疏松。

生活常识告诉我们水无法洗掉油垢。水断食不仅无法去除脂肪，还消减了肌肉，并带来了骨骼弱化这一严重的副作用。因为这样的副作用，水断食可以说是摧毁现代人身体的断食法，是极为危险的减肥法。

既不伤害骨骼又能成功解毒的方法只有以复合活性酶为基础的"人体净化"。人体净化项目中断碳水化合物与脂肪的供给使消化器官得到充分休息的同时，通过复合活性酵素（酶）的介入诱导脂肪细胞以健康的方式燃烧。

把这与室内装修比较一下，为什么有些家能顺利装修而有些家不能。难以装修的家可能有三种要素。首先，装修室内的技术人员（酵素）的数显著的不足，光靠一个技术人员进行内部装修必然是杯水车薪。

第二个是技术人员能力（一般酵素）的不足。水槽师傅只会修水槽，想要把窗台、门槛、水管全部修理，我们需要万能技术人员（复合活性酵素）。

第三个是没有屋子主人的帮助。要铺地毯但主人却在客厅看电视或坐在餐桌吃饭，即使技术人员水平多么高超也不能高效地装修。

以人体净化项目为例，它是大量投入复合活性酶这一万能技术人员来高效地修理身体的方法。这时我们作为屋子主人要协助万能技术人员的工作。

人体净化项目作为在复合活性酵素（酶）与人体的共同努力下把旧的身体替换为全新身体的方法，是不会损害身体且能净化血液最终恢复到健康的状态的最佳途径。

TIP **人体净化项目并不难**

1. 只实行酵素（酶）餐时

酵素（酶）餐作为人体净化项目基础的代餐法，其内容包括一日三次稀粥形态的酵素（酶）餐。而进行酵素（酶）代餐时要尽量中断平时服用的药物的摄取。

酵素（酶）代餐：以复合活性酵素与发芽谷类为基础的植物生理活性营养素，并增加了维生素、矿物质等营养素，可以代替三餐。

2. 与素食并行时

身体虚弱、意志薄弱、劳动强度高、压力大的情况下可以并行素食。要选择没有毒性的新鲜蔬菜，其中卷心菜、胡萝卜等比较适合，对癌症患者而言有益的解毒芹菜值得推荐。但最好一天不要吃2次以上。

3. 添加大酱汤时

若仅靠素食难以忍受的话，可以喝放入少量香菇、洋葱等煮得清淡的大酱汤。蘑菇热量低且大量含有醣质营养是具有代表性的碱性食品。醣质营养是担任细胞间识别、细胞再生、免疫增强等功能的必需碳水化合物。这时也最好一天不要超过2次。

P.S. 留意低血糖

糖尿病或低血糖患者在进行酵素（酶）餐时因为没有血糖调节能力可能引发低血糖，因此要随时准备巧克力、硬糖、蜂蜜等来应对症状。尤其是进行酵素（酶）餐时若不减少或中断口服药或注射药会出现低血糖症，所以根据个人情况彻底地管理与预防是必需的（需要与专家咨询）。

现在比起吃更应该排出去

大自然的生态系统通过与垃圾没完没了的斗争得以维持。自然产生的垃圾如动物的遗体、落叶等被微生物分解为土壤消失。这样生成的土壤作为孕育新生命的肥料为自然的良性循环贡献力量。

但是自从人类介入大自然的生态系统以后产生了人工垃圾，各种化肥、塑料、农药等不会被微生物分解所以不会腐烂而遗留数千年。地球因这种污染物质而恶病缠身，地球上存在的人类与动植物的生存也面临了危机。

人体是一个小宇宙，所以人类的新陈代谢与大自然的生态系统的循环过程的经历相似。人体摄取正常的饮食会产生一定的垃圾，这样的垃圾经过微生物的分解过程通过大便、小便、汗等排出体外。但是当我们摄取非正常的饮食，即添加有各种化学合成物质的加工食品、精制食品、油炸食品、肉类等微生物无法分解的物质，它就会堆积在体内。

由于不完全消化，肠内环境急剧恶化并会发展为肠内腐败，腐败带来的各种有害物质攻击肠壁时出现的症状就是肠漏水综合征。肠漏水指肮脏的物质贯穿虚弱的肠壁流入血液，贯穿肠壁流入血液的毒素污染血液，血液污染转移为细胞污染，由此整个器官被污染并发生慢性疾患。

如果一座公园有很多游客扔了很多塑料瓶垃圾，公园的清洁人员就会出动回收垃圾，如果这样还不能解决垃圾问题，公园会在关闭后没有游客的时候加班清理垃圾，选择闭园以后是因为要防止进一步的污染。

人体净化的原理与它相似。被各种人工污染物质弄脏的人体只靠人体的自净能力无法解决，因此要通过特殊管理进入阶段性的治疗。

人体净化与单纯的水断食不同，它是排空与补充达到均衡的合理性的断食计划。

以"排空"为例，它以在干净地清扫人体内残留的毒性物质的同时给人体休息时间为目标。即把重点放在通过最大限度地节省消化酵素（酶）来尽量支援用于代谢的酵素（酶）。

健康人的消化酵素（酶）的比重是1份时，代谢酵素（酶）的比重为3份。若只使用1份的酵素（酶）在唾液、胃液、胰脏液上，则有3份的酵素（酶）可用于大脑、心脏、肾脏、肺、肌肉、细胞构成等。

但是亚健康的人因为在消化酵素（酶）用 3 份而在代谢只使用 1 份，所以身体失去均衡陷入混乱。

为了恢复正常，此时消化只使用 1 份而代谢使用 3 份也并不充足。要往代谢功能投入 4 份代谢酵素（酶），这就是排空真正的意义。

这时，在消化系统得到休息的同时，投入复合活性酵素接近完美的补充就完成了。复合活性酵素不是单纯的劳动力，而是在酵素（酶）加 $\alpha + \beta + \varepsilon$ 要素的堪称万能的精英劳动力（万能酵素）。

若补充复合活性酵素短时间内代谢功能会正常化，自我净化与自然治愈力会极大化，可以期待迅速的恢复。这拥有向代谢功能投入 10 份的效果。

由于复合活性酵素的介入，受代谢综合征迫害的器官恢复正常，亚健康人成为健康人，老化的人体通过回春现象得到新生。这就是人体净化的原理。

大便里藏有健康的秘诀

肠除了吸收养分以外还把各种废物与毒素排出体外。大便在身体滞留的时间越长毒素留在体内的时间也越长。肠内的毒素会弱化肠壁引发肠漏水，即毒素贯穿肠壁侵入循环系统使血液浑浊，浑浊的血液流遍全身污染细胞并发生各种疾患。

Chapter 02 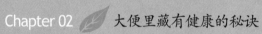 大便里藏有健康的秘诀

通过观察大便来检查肠健康

大便、小便、体脂肪这三个词与我们的健康密切相连，但是平时得不到我们的重视。其实这些才是健康的量尺，各种疾患检验的依据。有关小便、体脂肪的内容在下面的章节再说明，这一章来了解一下大便。

大便经过小肠、大肠排出体外，所以常被称为"肠道发出的信号"。若把我们的身体比喻为树，肠就好比是根部。通过肠人体吸收活动必要的能量，如同越是良好地吸收营养的树越是枝繁叶茂一样，良好地摄取营养的身体血气旺盛、器官结实。

反之，没有充分摄取营养或扎根于污染土壤的树木会发黄脆弱，最终枯死。吸收的养分不充分的人体显然也会衰弱，肠的健康与血液、细胞的健康有直接联系，因此可以说肠的健康就是全身的健康。

肠除了吸收养分以外还可以做许多事情，最具代表性的就是把各种废物与毒素排出体外。这时由于肠功能弱，大便在身体滞留的时间越长毒素留在体内的时间也越长。

肠内的毒素会弱化肠壁引发肠漏水，即毒素贯穿肠壁侵入循环系统使血液浑浊，浑浊的血液流遍全身污染细胞并发生各种疾患。所以顺畅的排便可以说是身体健康的基石。

古代御医会触摸皇帝的排泄物，闻其香、尝其味等一一检查。过去内窥镜技术不发达时，观察消化副产物大便是健康诊断的基本步骤。无论医学多么发达，也不能每天接受内窥镜检查。不仅是因为花费太多的时间与金钱，还复杂麻烦，我们还不如在家里简单地检查自己的大便来检查健康情况。

首先闻闻大便的气味。一般来说大便的气味肯定是难闻的，但是气味也有各种各样。婴儿的大便气味不大，而且吃母乳的婴儿的大便甚至有点香。但是大人的大便不仅比婴儿的大便味道臭，其中还有的散发出难以忍受的恶臭。我们的肠道里原本有益菌与有害菌共存，平时这两种菌类能够达成平衡，但是身体摄取不"自然"的饮食，即加热处理的食物或化学品精制的食品、加工食品、肉类等不易完全消化的食物时致使肠道内容物腐败。

腐败意味着有害菌增多，比喻为土壤的话相当于树根周围的土壤恶化，腐烂的养分中释放出的毒素弱化肠壁，肠内毒素传达到血管并延续为血液和细胞污染。其结果是皮肤恶化，陷入慢性疲劳等身体状态。与树的根基腐烂后叶子也受到影响是一个原理。

有的大便能发出柔和的气味，它意味着有益菌足够多以至于气味柔和。比喻为树木就是根周围的土壤肥沃。排出这样的大便的肠壁结实且即使发生少量毒素也能预防，也表明血液充分干净、细胞足够健康。与树根周围的土壤肥沃树木才茁壮成长一个道理。

一般我们把挖地时挖出来的黄色土壤称为"大便的颜色"。也许黄土的黄色才是大便最正常的颜色。为什么不是其他颜色而是黄土色呢？五颜六色的蔬菜提供给我们身体营养后作为废物排出时也会变成黄土色。我个人认为既然从土中来，那么回到土的颜色应该是最为自然的事情。必须用医学解释说明大便为什么是金黄色的话，那是因为胆红素随大便顺利排出。

健康的身体代谢规律应该是，血液中的红细胞死亡后移动到肝脏，成为胆汁的原料形成胆红素，即红细胞的色素被破坏由红变为黄，胆红素与大便一同排出，大便呈现金黄色。

不健康的身体，胆红素不能顺利地随大便排出，胆红素会顺着肠与肝脏的回路再循环进入血液，血液中胆红素的数值升高，严重时会发展为黄疸。发生黄疸意味着肝脏没有进行解毒作用，坏血（胆红素）在血管里游走。此时大便呈黑色、青色就是因为这个原因。

还可以观察大便的形状。许多人因为细硬、短粗便等不顺畅地排泄而受苦。尤其是减肥中的女性经常会排这样的便。

大便的形状如此不健康是因为流入大肠的内容物过少。一般容易误解为是吃得少的副作用，但确切来讲是因为没有吃能够形成废物的食物而导致便量少。

比如白米，口感好、料理方便，但因为几乎没有纤维质，所以排便也没有可排出来的，其他肉类或是加工食品也是减少大便的容积量的原因。便量少，大肠的蠕动就会减速，大便在体内滞留的时间就会加长。这种状态我们称之为便秘。便秘本身不仅带来排便不畅，还是肠内毒素发生的主要原因，所以要快速解决。

腹泻与便秘一样有害，腹泻是因为肠内有害菌数量过多，即我们的人体为了尽快排出腐败的物质所有引发的排泄现象。

最佳的大便形状是香蕉状。吃纤维质丰富的食品便的体积变大，有利于肠通过正常的蠕动运动把肠内毒素排出体外。

此外通过大便的浓度与感觉可以检查肠的健康。大便的浓度太稀是腹泻，太浓则是便秘。尤其是排硬邦邦的便时，经常会使极大的力量，"瞬间血压"会上升 70 ～ 80mmHg。高血压患者甚至可能脑血管爆裂，所以要预防便秘。

适当密度的便会浮在水面上，这意味着低密度脂蛋白（LDL）随着大便被排出，高脂血症的危险降低。为了排出适当密度的便，每天要摄取 1.8 升充足的水和纤维质丰富的食物。

有句话叫肠干净头脑才清晰，说的是大便后的快感，排完便后下腹轻快头脑清晰。为了形成气味柔和形状正常的大便，首先要改善饮食习惯，并减少压力，促进肠蠕动。

TIP **排便活动左右健康**

1.便和屁的味道不能臭。

2.要看到香蕉状的黄色大便。

3.通过浮便（稍微浮在水面上的油脂多的便）排出胆固醇（LDL）。

4.排便后要没有残便感，排便后要有思路清晰的感觉。

5.一天1~2次，每次5分钟以内。

万病的根源，暴饮暴食

英国生命体科学研究所以白鼠为对象进行了一个实验，是为了知道饮食对健康有怎样的影响。实验结果显示喂食最少的白鼠老化速度最慢且寿命最长。

数十年之前被结核夺去生命的人不计其数。结核是由于营养不足而患的感染性疾病。过去物资短缺时因为营养失调是家常便饭，所以吃得饱就是福。

但是近几十年我们生活越来越好，反而用快餐等垃圾食品填饱肚子导致肥胖症的倾向越来越强。纵观地球历史也没有任何时代比如今吃得还要丰富。即使如此要吃得好的观念并没有那么容易就消失，有子女的母亲们以孩子吃好饭长得结实为荣，唯恐孩子嫌麻烦不吃饭，有时甚至手持勺子追来追去。

狮子肚子饱时即使眼前有兔子跳来跳去也毫无关心，但人类即使肚子很饱也要把食物往肚子里塞。大部分人去自助餐厅都要把肚子填得满满的，不顾家里食品多得关不上冰箱门。就是这样的人类贪婪引来了糖尿病、高血压、癌症、高脂血症等代谢疾患。

这种疾患几乎不会在短时间内发生。人体的代谢功能与呼吸、消化紧密相连，而且进餐是健康的第一个要素。我们暴饮暴食时，胃肠的负担急剧增大。肠为了消化它过多地消耗消化酵素（酶），在这个过程中自己拥有的消化酵素（酶）不足就拿为代谢活动而准备的代谢酵素（酶）来使用。其结果是肠自己超负荷，被夺走用于代谢活动的酵素（酶）使身体代谢系统陷入混乱。

代谢系统无法运行与血液中的废物量增加是一个道理。血液变脏人类会死亡，因此我们的身体只能拼上吃奶的力气尽量推延死亡。就这样采取通过非正常途径的小便排出废物的应急手段。

用小便排出废物的时候连同理应不被排出去的物质也被排出体外，其中最具代表性的就是能量源——糖，这就是糖尿病。糖尿病与其说是病，还不如说是我们的身体为了从死亡中自救而选择的苦肉计，是我们以糖尿病的代价来换取生命的不得已之举。

患有如糖尿病一类的代谢疾患的人当中十有八九肠道的状态并不健康。大部分同时忍受便秘或腹泻等症状的痛苦，或在肠中携带有息肉。

我们的身体作为一个有机体，有一个部位发生异常其他部位就进入防御状态，最终如多米诺骨牌一样相继出现问题，而这冗长的锁链的第一个环就是暴饮暴食。

肠功能弱的人若暴饮暴食就会立即奔向厕所腹泻，这是为了不给我们的身体负担而尽快排出食物的现象。

这时认为腹泻是病而吃止泻药的话，为了处理药又有酵素（酶）会被消耗，而药是毒，因此一般量的酵素（酶）消耗不了它，为了消化药，巨量的酵素（酶）被消耗，身体会进一步恶化。

结论是暴饮暴食使大肠遭殃且浪费酵素（酶），少食则会帮助肠道的正常化。习惯吃少点，人体会向节约能量的方向进化，如同我们的身体变成能量效率高的家电，若少量的热量就能进行新陈代谢，那暴饮暴食的恶习也会消失。

吃什么就会成为什么。吃自己所能消化的数量的自然提供的食物来分担身体肩负的重担吧。

TIP **早饭可以不吃吗？**

自古以来早饭吃得丰盛点来开始一天的工作是我们先祖代代流传下来的习俗。在过着日出而作日落而息的生活的时代，当时吃早饭是符合人体生物钟习惯的，因此是健康的。

但是活在现代的我们常常天黑了还在外活动，半夜三更不仅在外面吃饭甚至醉酒的情况也变多，体力劳动的强度也比过去相对降低。

回答关于早餐的问题，可以没有必要必须吃早饭。由于过多的晚饭或夜食不仅给胃肠还给肝脏、肾脏等造成负担时，翌日早晨给消化器官休息时间是可取的。这时候早饭吃得少点或不吃会提高代谢功能，对维持健康有益。当然糖尿病或低血糖症患者除外。

人体净化的起点是抑制食欲

很早就开始工业化的美国从很久以前就因为现在我们所头痛的高血压、糖尿病而伤脑筋。全国有四分之一人口过度肥胖足以成为社会性问题。1975 年，无法再把这严重的事态置之不管的美国上议院成立了"国民营养问题特别委员会"，并把研究托付给全世界 30 个国家的学者们。"到底是什么问题，为什么会病痛？"

经过研究获得的结论就是有名的"Mcgovern 麦戈文报告书"。在这份由上议院议员麦戈文提出的长达约 5000 页的报告书中，以"人类若不改变现在的饮食习惯将会灭亡"开始。众所周知，引起对五种白色食品（白砂糖、精制盐、化学调味料、白面粉、白米）的警觉心的就是麦戈文报告书。麦戈文报告书郑重劝告人们戒掉快餐与加工食品，回到自然饮食。

36 年前这份报告书问世时，人们若以它为基础改善饮食习惯，也许在美国遭受肥胖症、高血压、糖尿病折磨的人会比现在显著减少。但是现在美国人的健康状态使堪称世界领先的美国医学技术尽失脸面。美国人仍然爱快餐与加工和精制食品。

快餐与加工和精制食品为什么会成为问题？若把来自大自然的食物人为地变化再摄取时，人体无法彻底地处理并作为毒素堆积在体内。这会延续为血液与细胞的污染带来各器官的代谢功能低下，最终出现肥胖症或是难治性疾患症状。

这样的代谢疾患虽然可以通过药物暂时地缓和症状或是减缓恶化的速度，但不能成为根本的解决方法。我们比起吃药更要通过节制进入嘴里的食品来给人体自我净化的机会。消化活动得到休息，人体能够集中于代谢系统的运行并把体内储存的不必要的脂肪和老旧细胞、病变细胞等垃圾作为燃料使用。如同家里木柴不够时，燃烧不能使用的家具或垃圾来煮饭取暖的原理一样。

通过一定的计划净化血液使身体健康就是人体净化的原理。

肠道想要休息

韩国断食研究的先驱者曾说断食是"我们牺牲我们的身体找回健康"的方法。断食虽然痛苦，但也同时是我们冒着自己生命危险为身体正常化付出的努力。

断食的第一个目的是让消化器官休息。消化器官得到休息可以相对减少酵素（酶）的消耗，因此有助于身体的正常化，而且断食可以从各种添加物诱发的消化不良中解脱。节省消化酵素（酶）可以不用去夺取用于代谢的酵素（酶），所以代谢活动也会更加顺利，废物的排出也会得心应手。

断食的第二个目的是把废物本身当木柴加以利用。如同汽车燃烧汽油获得运动能量一样，人体燃烧脂肪获得活动必需的燃料。

另一方面，断食的过程中我们的身体为了救济正常细胞，把病老、凋亡的细胞分解，而得到蛋白质尤其是必需氨基酸等作为粮食提供给正常细胞。

这就是人体净化的基本原理，燃烧垃圾从而净化身体，即自我治疗疾病、减肥、回春的一箭三雕。

如果这么做导致营养失调怎么办？

有些人怀有这样的担忧。人体通过摄取食物来获得活动必要的能量是毋庸置疑的。通过谷类摄取的碳水化合物，转化为能量物质葡萄糖并每克产生 4000 卡路里的能量，通过肉类或豆类摄取的蛋白质转化为氨基酸每克产生 4000 卡路里的能量。

但是我们的身体活动要求除必要的食品以外会渴望许多多余的卡路里，肚子饱了也难以放下餐具，饭后想吃甜点想吃冰激凌就是如此。

为什么我们的身体不但想要正常的还要求超出必要量的饮食呢？

想一下原始时代。在农耕社会到来之前通过狩猎与采集维持生命，夏天因为鱼类或果实丰富，所以吃饭活命并无大碍，但到了冬天，由于食物短缺，饿肚子常常发生。

为了应付这种情况，我们人体自我构造了储存仓库，这储存仓库就是脂肪细胞。把用于能量代谢剩下的碳水化合物和蛋白质转化为脂肪细胞来为未来做准备。

像手机电池会为手机提供大约 3 天的电量一样，人类只喝水就可以维持 40 天左右的生命，这都是脂肪细胞储存的能量物质的功劳。若我们的人体像手机一样饿了 3 天就会死亡，人类早就灭亡了。

因为吃得多来储存备用能量，比吃得适量来维持健康更能提高生存概率，所以人体会要求吃得"多一点"。想要吃饱的欲望是天经地义的，是我们人体为了保护自己而选择的生存法则。

但是现在与过去不同，由于农作物栽培与粮食保存得以现代化，没有必要往身体里储存脂肪，要告诉身体这个事实，要给它说即使不吃也不会死，所以放下心中的包袱。如果想要那样，平时调整饮食量很重要。若少食成为饮食习惯，人体认为"啊，吃得少点也行"，然后不再要求饮食。

在少食的基础上再实行周期性的酵素（酶）断食，能燃烧必要量以上贮存的脂肪。若通过酵素（酶）断食洗掉血液内的油分，血液会净化，血液会顺畅。血液顺畅就不用担心糖尿病、高血压、癌症等代谢疾患的干扰。而且已经患有这样疾患的人们，可以通过断食燃烧占据体内的各种肿瘤、肿气、癌细胞、血栓等作为能量使用。

若能忍受饥饿，断食是卓越的健康法。肚子饿时与其无条件地忍受还不如给自己催眠"我在变健康"。想象一下体内肮脏的废物燃烧的场面，反而会觉得饿肚子是快乐的事。

水断食很危险

美国的营养师保罗・布拉格（Paul C.Bragg）在 1967 年通过
"断食的奇迹"（The Miracle of Fasting）主张，现在我们所吃的
所有东西都被污染了，要通过断食排出毒素。

这本书在美国引起了巨大的轰动。1960 年我国还因为食物短缺
而伤脑筋，但是美国根据粮食的大量生产化政策早已不用为饿肚子
发愁，但另一方面要忍受无节制的农药滥用、各种饮食处于被污染
物质侵蚀的状态。

16 岁的布拉格吃了这样的食品后免疫体系被摧毁，患上了肺
炎，曾在生死线上一度徘徊，现在来看并不是什么大病，但在当时
肺炎是十分危险的疾病，且医院也大多放弃了治疗，多亏他遇见了
断食专家得以奇迹般地康复，也因此他成为断食传导师。

他周期性地断食并在断食期间一次不漏地接受医院的尿液检查。
把尿液保存一个晚上会有白色的沉淀物，检查该沉淀物的成分后得

知那是大量当时作为农药使用的 DDT。他曾尝试 16 天左右的断食，那时排出的尿几乎就是一整块 DDT。

断食越久废物排出就越多，意味着什么？断食越久人体把更多废物作为木柴使用。

但是我们要知道的是布拉格博士断食的时候，人们的身体与如今不一样。当时通过断食就能洗净体内相当量的污垢，但现代人进行断食十分危险。

与先前不同的原因是现代人的血液中夹杂着许多油垢，看似苗条的人接受血液检查也会得到"轻度肥胖"的诊断结果。现代人就是处于如此严重的运动不足的状态，只用水想洗净这样的身体如同用流水清洗满是油垢的衣物。

只用流水清洗粘有油垢的衣物会发生什么？油垢会向四处扩张并深深地渗入衣物里，使衣物变得更脏，最终导致洗还不如不洗这种结果。为解决现代人的肥胖症而水断食不可避免地会有酮症和骨质疏松、反弹等副作用。

所以为了洗净沾满油迹的衣物光靠水不行，还需要洗衣粉。在人体内复合活性酵素就担当着这样的洗衣粉的角色，复合活性酵素在一般酵素（酶）所拥有的功能基础上追加了 $\alpha + \beta + \varepsilon$ 功能，能使代谢功能高效地正常化。

蛋白质、脂肪、碳水化合物、维生素、无机盐（矿物质）等以五大营养素为中心的营养学时代已经过去，不知何时酵素（酶）的时代已经到来。酵素（酶）主要以"酶"的形态被命名，我们在学校学过的淀粉酶、脂肪酶、蛋白酶等都是具代表性的消化酵素（酶）。

酵素（酶）的种类与作用无穷无尽，首先可以联想到搅碎我们摄取食物的消化酵素（酶），其次把消化酵素（酶）分解的食物以营养素的形态吸收后，代谢酵素（酶）会参与把它排出体外的工作，如果消化酵素（酶）做一件事，代谢酵素（酶）就做十多件事。代谢酵素（酶）以大便、小便、汗的形态排出毒素，并担当抗炎、抗菌、解毒等免疫功能，参与杀菌、血液净化等废物代谢，而且构造组成人体的 60 兆～ 100 兆个细胞、修复坏掉的细胞，从营养过剩中保护人体，维持"压力山大"的现代人的生理功能。

就像这样酵素（酶）参与几乎所有与体内发生的生化反应相关联的事情，可以说地球上的生物中没有个体能在没有酵素（酶）的状态下生存。但是也有酵素（酶）做不到的事情，要想干净地除去体内的油垢需要全新的物质。我至今还不知道该怎么称呼它，在开发酵素（酶）的过程中偶然发现的这个物质我决定称之为"神秘的物质"或"$\alpha\beta\varepsilon$"。

糖尿病人口过亿的时代。糖尿病是引发代谢酵素（酶）短缺的具有代表性的疾患。糖尿病不是医院"治疗的疾病"，而是改善生活习惯，自身"治愈的疾患"。

在通往健康人生的路途中有复合活性酵素（酶）引导，复合活性酵素会对现代人未能解决的许多疾患相关的问题给出接近完美的答案。

知道酵素（酶）就看得见健康

主导如今酵素（酶）全盛时代的人是美国酵素（酶）营养学的先驱者艾德华·贺威尔博士。根据他主张的"酵素（酶）寿命决定论"，人体的寿命与体内酵素（酶）含量有深远的关系。即人类从诞生时就天生拥有一定量的酵素，体内酵素的量充分的人能健康长寿，体内酵素短缺的人则会随着迅速的老化寿命也会缩短。

就像即使是富二代，过度的浪费也会招来破产一样，酵素（酶）的过度使用会带来人体的末日。酵素（酶）短缺时人体的免疫力下降、老化、遭到各种疾患的威胁。结论是我们节省酵素（酶）和使其顺利活性化的程度，会决定我们的健康与寿命。过去糖尿病与高血压一样，被称为成人的疾患，不知从何时起作为生活习惯病得到共识。即使是年幼的孩子，暴露在错误的生活习惯中，也有可能患上糖尿病、高血压等代谢疾患。代谢疾患的别名是酵素（酶）缺乏症。

我们体内酵素（酶）的种类数不胜数，据学者猜测共有300万种。我们人体是用何种方式生产它们的呢？

人体太神秘，以至于依靠现代科学水平无法揭开全部秘密，酵素（酶）也是如此。它的运行方式过于精巧复杂，所有关于这个问题还没有明确的答案，只是如今的研究显示酵素（酶）主要分为两大类：一个是消化酵素（酶），另一个是代谢酵素（酶）。

消化酵素（酶）和表面意思相同，把我们摄取的食物分解为营养素并吸收。代谢酵素（酶）把这样分解得来的养分通过血液运输用于细胞活动和修复，这时有些酵素（酶）从一开始就有其固定功能，但相当量的酵素（酶）是以原型酵素（酶）（original-enzyme）的形式存在并随机地往需要帮助的部位赶去，假设需要消化就会转变为消化酵素（酶），需要代谢就变身为代谢酵素（酶）。

所有代谢以经过消化生产的养分为基础运行，因此人体对进入体内的食物首先反应，像在银行抽取编号一样，想在消化系统的顺序靠前比较简单，这时吃了难以消化的熟食或是含有大量添加物的加工食品、肉类等会不可避免地投用过多的唾液、胃液、胰脏液（胰岛素）、肠液等。光用这样剩余的酵素（酶）来使大脑、心脏、肺、肌肉运作所以会陷入困局。欠债多的家庭倾向于首先解决迫在眉睫的问题后用剩下的钱来维持生计。想象一下一家人用一斗大米挺一个月，会为了吃上饭而争夺，其中弱小的会没饭吃。这时再有小偷光顾，一家人饿死只是时间问题。人体也是如此，想象一下其他器官光靠被消化器官夺去酵素（酶）后剩下的来硬撑会怎样。

为了各自抢用少量的酵素（酶），各组织和器官、细胞会进入争夺战，新陈代谢体系会混乱成一锅粥，因此发生癌症、心脏疾患、冠状动脉疾患、糖尿病等难治性疾患，这时再雪上加霜有精神压力的话，会发生更多的酵素（酶）的浪费，身体会迎来最差的状态。

我们人体一生制造的酵素（酶）的量是有一定限度的，所以平时过不浪费酵素（酶）的生活，尤其是使消化系统休息很重要。而且通过食品补充短缺的酵素（酶）是保护身体健康的秘诀。

含有许多酵素（酶）的食品有生水果、生蔬菜等。它们大量含有太阳的礼物植物生理活性营养素，有助于人体平衡的维持。问题是由于大棚种植等栽培法，酵素（酶）与植物生理活性营养素的含量与日剧减。

TIP 肚子饿时发出咕噜噜声音的原因

我们在空腹状态看见食物或闻到气味后，想象的话即使实际上并没有吃东西，由于自主神经系统的运行，胃会开始运动，因此小肠做接受食物的准备，但是胃是空空如也，所以只有空气进入。这时会发出咕噜噜的声音。这是与巴甫洛夫的狗看见食物流口水的条件反射相似的现象。

毫无心理准备就有腹鸣会丢尽脸面，但这声音是身体健康的证据，所以要欣然接受，腹鸣并不只在胃里发出，也在腹部回响，流入胃里的空气与之后摄取的食物混在一起，在大肠里搅来搅去发出轰隆隆的声音。

这样在肚子里徘徊的空气后来以气体排出而结束旅程，若想减少胃与大肠的腹鸣，要尽可能不让空气流入食道，喝水或进食时，速度缓慢会减少空气的流入。

用复合活性酵素（酶）寻找慢性疾患的答案

　　酵素（酶）是动植物与微生物的活动产生的高分子有机化合物。作为一种有机催化剂是蛋白质与辅基结合的物质，其中蛋白质部位称为主酶 Apo-enzyme，辅基维生素和无机质称为助酶 Co-enzyme，二者结合的形态称为复合酶 Holo-enzyme。

　　酵素（酶）消化吸收从外界获得的营养素生产活力，与排除老旧组织和制造新的组织相关，本来酵素（酶）存在于细胞里，催化与生命维持有关的各种化学反应，但即使把它从细胞组织分离开来也不会丧失此功能，能从细胞内抽取酵素（酶）并生产食品也是因为这个原理。简短地说明一下酶的催化作用，假设化合物 AB 由 A 和 B 构成，这个物质与 C 发生化学反应时会产生全新的物质 A 和 BC，随着有顺序的反应的堆积，在某一时间点会发生逆反应，分化为 AB 和 C。这样两种物质 AB+C 和 A+BC 二者达到一定比率的状态成为平衡状态。

达到平衡状态的速度随着 AB 和 C 的浓度、压力和温度上升而加快，这时，有浓度、压力、温度以外提高反应速度的物质，它就是催化剂。催化剂虽然能提高反应、逆反应的速度，但不会改变平衡状态下各成分的比率。

有趣的是一个酵素（酶）所能作用的基质极具局限性。对一种基质只有一种化学结合，会发生且由基质生成的物质也是一定的，因此为了进行生命体内的各种代谢，一个有机物拥有多种酵素（酶），光身体反应消耗的酵素（酶）的种类就超过 300 万种。人体比起——保留种类数不胜数的酵素（酶），大部分的酶以担当预备军的原型酵素（酶）original-enzyme 的形态存在。

酵素（酶）具有代表性的功能是平衡作用。平衡是指人体维持正常的性质，假设人体的血液在正常状态倾向于弱碱性，但若通过水断食或减肥等血液变成酸性，酵素（酶）会赶来为了使它变回弱碱性而调整代谢。

并且体内有异物质侵入时为了遏制它，酵素（酶）会发挥作用。对于病原菌的侵入强化抵抗力也属于这一范畴，因为病原菌的入侵是打破平衡的因素。

酵素（酶）还参与把这样生成的病原菌的尸体排出体外的环节，即酵素（酶）肩负着血液净化的重大使命，分解排出血液中的废物和炎症并溶解血液中胆固醇来使血流顺畅。

如此，酵素（酶）肩负着净化血液的重大使命，若它产生故障会发生糖尿病、高血压、癌症等代谢综合征。想要让酵素（酶）顺利地进行血液净化，不要在不必要的地方浪费力气。假设由于暴饮暴食或为了消化不良食品，原型酵素（酶）全部动员就无法防止血液污染。我们把消化酵素（酶）小于代谢酵素（酶）的状态称为健康状态，把消化酵素（酶）大于代谢酵素（酶）的状态称为亚健康状态。

为了预防亚健康状态，补充体内的酵素（酶）尤其关键。从外界以食品的形态摄取蛋白质（主酶）、矿物质、维生素（助酶）可以补充体内酵素（酶）的短缺，复合活性酵素是除这两种酵素（酶）之外还混合有 $\alpha \beta \varepsilon$ 等物质的形态，所以不仅为体内提供必要的酵素（酶），还含有许多酵素（酶）活性化所必需的微量物质。若把一般酵素（酶）比喻为只拥有一种工具的室内装修技术人员，复合活性酵素就是手持多种工具的技术人员。一般酵素（酶）若是用螺丝刀维修水槽等厨房家具的单纯技术人员，复合活性酵素就是使用螺丝刀、锤子、活搬子、钻头、绞刀、钳子、锯子等多种工具的能够装修整个室内的万能技术人员。

复合活性酵素里含有相当于钢筋、砖头、水泥、木材、硅胶等建筑材料的微量物质，能参与体内全部的代谢过程和细胞的产生、复活的过程。

现在一般酵素（酶）采取的方式是热风干燥的方式，因为从制造阶段就会裸露于过高的温度，因此不仅不符合患低体温症的现代人的体质，还难以发挥酵素（酶）本身固有的功能。

为了克服它，我们研究团体在韩国首次唯一地开发了低温培养技术，并通过它得以提高酵素（酶）的活性。即复合活性酵素是通过低温、低压，多次元发酵技术制成的。

其中多次元发酵指重复发酵海藻类、谷物类、中草药类等多样的材料。以海藻类为例，因为它吸收科学还无法证明的许多物质，所以在地球上营养价值最高的食品排名中数一数二。直接食用如此营养丰富的海藻类吸收率连30％都不到，但若发酵食用能把吸收率提高到80％。

大部分酵素（酶）以糖为基础发酵，但复合发酵酵素的特征就是用谷发酵。即混合海藻类和谷物类，谷物类和中草药类重复发酵得来的物质再一次混合发酵就能制成复合活性酵素。

谷物类之所以健康是因为既含有上佳的糖分，还大量拥有白砂糖所没有的有益成分，神秘的物质在发酵过程中生成，既有微量矿物质等已知物质，也有不少现代科学还尚未证明的成分。

我们的研究团体成功地发酵了蘑菇类（桑黄菇、灵芝、云芝蘑菇、香菇等）和花粉，这个产品海外出口到日本得到特应性皮炎、前列腺癌等患者的一致好评。

《本草纲目》中记录有蘑菇"久服轻身延年"。关于花粉有"主治心腹邪气，利小便消瘀血，久服轻身益气力，延年"的记录。

发酵它们会发生相乘作用，不仅吸收率提高，有益成分也会增加。为了开发出除此之外效果更佳的产品，现在与我志同道合的韩医生们参与了研究。

科学无法说明的物质

汽车以汽油作为动力源，同样，人体通过食物吸收的三大营养素为基础运行。其中碳水化合物分解为葡萄糖，蛋白质分解为氨基酸，脂肪分解为脂肪酸与甘油，给多达 60 兆～ 100 兆个的体细胞提供营养。

人们肚子饿时会烦躁焦急，这是葡萄糖没有供给大脑的证据，大脑消耗体内糖分的 50％左右，是能量消耗巨大的器官，我们身体通过诱发烦躁诱导糖分的摄取。

压力大时吃甜的东西心情能安定下来，也是因为糖分协助大脑的镇静作用。如此碳水化合物，在人体代谢作为重要的能量源使用，维持身体功能后剩余的则以脂肪的形式积存以防万一。

能量保存是所有万物的基本欲望。森林中的松鼠为了过冬挖地埋像果。问题是过多的堆积，至今地球上存在的所有生命体没有必要过多贮存脂肪。不，没有那个余地，地球的生态系统受弱肉强食的支配。

幼龟破壳而出就径直向大海奔去，虎视眈眈等待的海鸥和鱼群会出现并大吃一顿。生存下来的极少部分才能维持种族的繁衍。自然界的原理就是如此。忙着逃命都来不及还哪有空闲补充营养。

人类的历史也是如此。很早之前托马斯·霍布斯就通过著作《利维坦》提出人类本能地倾向于竞争。由于过度的竞争，人类社会中没有一天停止过争吵、打架、战争。在这种情况饿肚子是很自然的。霍布斯主张为了克服它应该用法律维持和平，人类若没有法律会如同飞禽走兽一样为了互相捕食每天会打个你死我活。

不知何时物质富饶的时代到临，"逃亡与追击"已成为了荧屏中特有的情节。现在人类所享受的和平是人为获得的，由此它现在所经受的肥胖症也是理所当然的。虽然是自相矛盾。既然通过人为的法律找来了和平，人类就要通过人为的节制来回归大自然。

西洋医学有看树看不见森林的倾向，认为眼睛看见的就是全部，有眼病只治眼，牙齿生病只治牙。但是我们传统医学拥有遥望森林的智慧，因为把人体解释为宇宙，不是看部分而是看整体，所以会把焦点放在身体平衡中来进行诊疗。如此西洋医学与传统医学理论上的出发点就不一样。

而且西洋医学基本上对细菌有敌对态度，所以通过与细菌的战争发展而来。认为除掉不必要的就只会剩下有益的，但是传统医学依据东洋哲学，根据亲近大自然的观念治愈人体。

人体净化基本遵循传统韩医学的原理，当然韩医学也有其不足。韩医学传统上依存于"秘方""秘药"，所以难以标准化。可以说埋没于只属于自己的认知当中吧，因为不乐意公开，所以难以系统化，若改善这样的缺点，我们传统医学会作为世上最优秀的治愈法得到关注。

回到原来的话题，至今为止人类铭记了把葡萄糖转化为脂肪的必要性，但没有一次认识到把脂肪转化为葡萄糖的必要性。因为在忙着逃命都来不及的情况下长期保险没有意义，体内脂肪有余量的情况是人类诞生以来史无前例的。

这样剩余的脂肪游走于血管中成为引发高血压、动脉硬化、糖尿病等各种疾患的罪魁祸首。我想说的就是要通过断食除掉它，问题是水断食在没有葡萄糖的情况下强制结合脂肪酸血液会酸化。

血液酸化会不得已地引用磷与钙最终诱发骨质疏松。这样弱化一次的骨骼无法复原为原本的样子是不动摇的事实，并且由于长时间的断食，脂肪细胞进入储存模式成为细胞饥饿引发反弹的原因。

用水无法洗净脂肪。水断食在没有除去脂肪的情况下引发肌肉弱化，肌肉减少基础代谢量减少，能量的消耗会更加减少，而且在血液呈酸性的情况下体内酵素（酶）无法正常活性化，酵素（酶）不活动就意味着代谢异常。

肥胖的人在水断食当中突然倒下，就是因为这样骤然的代谢异常。断食不是无条件地饿肚子，而是摄取酵素（酶）来溶化油垢后，用"α β ε 物质"来完善免疫体系。我至今还无法全部说明这个物质在我们体内的作用及其种类的多少，只是能大约猜测它是拥有"神秘治愈力"的物质这一事实。

为了明确它的原理，我在能力范围内最大限度地挖掘，结果却第一页也尚未翻开。我明白的只不过是"大自然神秘以至于不可能代入人类浅薄的理论"这一事实。

当然当我们心怀谦卑小心翼翼地接近这神秘的自然会显露自己极小一部分的能力。"α β ε 物质"也只不过是其中一个而已。

对身体有益的海藻类，更有益的海藻类发酵食品

发酵是为人类提供好处的微生物作用，和经历相似过程的腐败截然不同，若谷物类被酵母或细菌分泌酶发酵，淀粉分解为葡萄糖再经过各种中间物质成为乙醇 ethanol（酒），谷物类若被一般细菌分解则会成为散发恶臭的毒性物质。

结论是发酵与腐败的相异点就在于在微生物分解过程是否有酵素（酶）的参与。如此发酵与酵素（酶）间有不可分割的关系。

市场销售的酵素（酶）中最单纯的形态是消化剂。一般为了缓解积食、消化不良、腹部膨胀感等症状而服用消化剂，观察其构成成分会发现它有纤维素酵素（酶）、生物淀粉酵素（酶）、脂肪酵素（酶）等构成。纤维素酵素（酶）"是纤维质分解酶"，生物淀粉酵素（酶）"是碳水化合物分解酶"，脂肪酵素（酶）"是脂肪分解酶"。它们只作用于针对食品的消化。

如前文所述，消化食物只不过是酵素（酶）的一部分功能，并

不是全部，酵素（酶）在人体内担当的角色无穷无尽，除消化外还参与分解、吸收、排泄、抗炎、抗菌、解毒、杀菌、血液净化、细胞生产、细胞复活等全部人体活动。一般把酵素（酶）称为"生命的钥匙"就是因为这个原因。

至今为止揭开的作用于人体的酵素（酶）光种类就多达3000种，人体内的酵素（酶）光功能就大约有300万种。它们所做的事情各不相同，人类即使再努力也不可能制造出人体所需的所有酵素（酶）。

假设我们体内各种生命体活动是一扇扇门，则可以想作打开各活动的钥匙各不相同。主成分是碳水化合物的谷物类不用进入胃肠，光靠在嘴里咀嚼就能消化。因为唾液里含有碳水化合物分解酶淀粉酵素（酶）。

以牛肉为例，泡在菠萝汁里只有一个晚上牛肉就会变得顺滑以至于松散，只是因为水果中含有蛋白质分解酵素（酶），这两种酵素（酶）没有任何关联点，碳水化合物分解酵素（酶）只分解碳水化合物，蛋白质酵素（酶）只分解蛋白质罢了。

但是不必担心，我们的人体有解决这一切的万能钥匙，它就是原型酵素（酶）original-enzyme。若酵素（酶）是"生命的钥匙"，原型酵素（酶）就是酵素（酶）中的酵素（酶），"钥匙中的钥匙"。

若把淀粉酵素（酶）、蛋白酵素（酶）等"一般酵素（酶）"

比喻为"技术人员"，"原型酵素（酶）"就是"大师"，没有原型酵素（酶）解不开的锁。原型酵素（酶）通过我们摄取的食物得到补充，问题是酵素（酶）对高温抗性弱，所以必须生吃。

如前文所述，现在市场销售的水果、蔬菜、鱼类由于环境因素酵素（酶）的含量并不充分，所以即使生吃也会伴随摄取过多的负担。日本积极发展酵素（酶）食品产业也就是这个原因，他们看重酵素（酶）在发酵过程中发挥的重大作用，通过发酵逆方向摄取酵素（酶）。

最基本的发酵是谷物发酵。谷物发酵的历史极为悠久，最具代表性的就是酒，发酵大米或玉米得来的酒精会提高食品的风味，延长食品的保存期限，所以它得到无数人的青睐，以至于在任何一个国家都拥有其传统酿酒法。

发酵豆类可以制成大酱或是清麹酱，着眼于这样得来的食品对身体有益的日本首先发酵糙米、玉米、豆类等并得到酵素（酶）。这就是酵素（酶）食品的鼻祖谷物酵素（酶）。

其次有发酵草药类获得的草药类酵素（酶）。光吃韩药是痛苦的，但发酵它苦味和毒性会消失并附加地生成酵素（酶）。草药类的发酵在韩医学中开拓出了全新的领域。

拥有最惊人能力的是发酵海藻类获得的酵素（酶）。营养学上所讲的海菜、海带、海苔、鹿尾菜含有从其他食品中难以摄取的高级营养素，最具代表性的营养素有维生素 A、维生素 B 族、维生素

C 和矿物质成分钙、镁、铁、锌、碘、硒和优质的蛋白质。

以陆地上栽培的许多农产物为例，由于各种肥料和农药的滥用造成土壤贫瘠，成长促进激素的过多使用使农产物被污染到不可回头的地步。反观大海，多亏海边泥滩这一过滤装置阻止了相当部分污染物质的流入，所以海藻类与陆地农产物比起来污染程度低，并且海藻类含有各种流入大海的微量元素有助于人体的生理作用。

如此发酵生吃也是健康的海藻类其效果会增大，有益成分增加也是理所当然的。那么同时发酵谷物类、草药类、海藻类这三种会有什么效果呢？

发酵由于它的特性，随着发酵次数的增加，活性的程度也随之加深，因为重复的发酵产生化学碰撞的发生，其活性程度会最大限度地提升。

即使知道这样的事实，基本的酵素（酶）制品还滞留在一次发酵，是因为在发酵过程中有益菌会不停地死去。

自称发酵先进国的日本购买我们的产品，也是因为我们三次发酵的成功，制造出了大量含有生理化学物质的产品。我们把这个酵素（酶）称为复合活性酵素。

TIP 饭前 20 分钟很重要

我们饮食时肠会分泌消化液，这种消化液并不是即兴生成的，而是经过一定时间渐渐生成的，这样的准备过程在肚子饿时会开始，肚子饿时大脑会想象食物并命令肠开始做消化的准备，肠根据大脑的命令准备制造消化液。

但是在不饿的情况下，突然进食时肠只能毫无准备地急忙生产消化液，这种事重蹈覆辙，肠会受到极大的压力。

为了使肠受到的压力最小化，最好在饭前20分钟食用像水果一样开胃食品，水果中含有许多消化酵素（酶），有利于肠准备消化液。服用酵素（酶）食品最好也在饭前20分钟，在饭前20分钟和温发酵茶一同服用复合活性酵素，不仅更容易分泌消化液，还能增加小肠和大肠中存在的有益菌的数量。

生命兴起的信号，好转反应

通过复合活性酵素（酶）人体净化项目，健康恢复十有八九会伴随好转反应。好转反应可以说是"人体在健康细胞再生的过程中发生的反应，是身体自然平衡极大化的现象"。

人体所拥有的平衡性实在是惊人，如同如何扭曲也会找回原貌的橡胶人偶一样。纠正扭曲的功能的过程中出现的排泄、发疹、咳嗽、痰、鼻血、无力、痛证、耳鸣、眼球充血、呕吐、贫血、咳血、脱发等现象都是好转反应。

人体在经过这样严重的症状后会逐渐恢复，所以对待好转反应与其惊慌失措，还不如怀有以退为进的理解心态。

一开始我也因对好转反应的无知而手足无措，尤其是普遍发生的女性脸部发疹的情况让人难堪，通过无数的经验知道的是，女性发疹是排出化妆导致的潜伏在皮肤层的化妆毒素这一事实。好转反应发生的根本原因是人体治愈阶段发生的自我分解，没有外界的营养供给人体会把自己拥有的废物，即死亡的细胞、老旧的细胞等拿来当能量源使用。

虽然是人体产生的废物，但所有的细胞原本就是蛋白质分子，所以可以在新陈代谢过程中成为燃料。断食的目的之一就是诱导这种自我分解，代谢正常化与人体的废物消失同时发生，所以在找回健康的过程中好转反应可以说是必需的。

人体净化过程类似于规模庞大的住宅修理过程。拆除墙壁会产生大量灰尘，修理下水道会恶臭四溢，人体也在排除老旧细胞，贯通堵塞的血管，分解脂肪的过程中会产生大量的污染物质。

因为是健康信号，亮绿灯的现象而又被称为"瞑眩现象"的好转反应，越是重症患者其强度会越大，越是患有高血压或糖尿病一样的重症疾患的病人肠内含有凹陷的憩室 Diverticula 的可能性越大。

憩室 Diverticula 是便秘患者为了排出滞留的便而给肠施压时，黏膜从里到外被推开而产生的兜状结构，这里夹杂宿便会诱发肠内毒素，这样产生的毒素贯通肠壁侵入血管带来各种代谢疾患。

若把一般酵素（酶）比喻为只拥有一种工具的技术人员，复合活性酵素就是手持钻头、锤子、防水、凿、钳子、锯子、锥子等多样工具的技术人员。单纯发酵的一般酵素（酶）只参与消化系统的话，复合活性酵素能够修理整个代谢系统。这与越是工具多的技术人员越能更好地修理一个原理。

通过复合活性酵素进行肠清扫，会一层一层分解隐藏的宿便，污染物质会爆发般地膨胀。这种物质充满整个大肠时肚子会咕噜咕噜发声并充满气体，伴随有腹痛、排泄是理所当然的。这就是好转反应。

因这种现象现代医学把好转反应误解为食品的副作用，好转反应绝不是病而是身体找回正常的生命体治愈过程。

面对好转反应，人们会因便量而惊讶，这种便不仅散发恶臭还呈黑色。在这种事发生之后肠恢复正常才可以看到一条金黄色的香蕉状的便。

一般我们的身体坏掉时会按照肠、肝、肾的顺序，身体治愈的顺序与此相同，也是肠、肝、肾。肠找回健康意味着进入了治愈其他疾患的第一个环节。

肾脏不好的人一般身体浮肿。这是因为代谢系统的异常人体的血液净化能力和水分管理能力降低。肾脏不好的人服用复合活性酵素好转反应时脸、腿等会先进一步肿大。

发生这种反应是因为体内的有害物质一时增加，肾脏细胞的功能负荷导致的，但是随着时间推移，水分代谢能力复活，身体的浮肿会渐渐消失，这就是人体净化的原理。

如上文所述，对待好转反应现代医学持万分怀疑的立场，依靠现代医学治疗代谢疾患时要服用一大堆药物。如上所述药的另一个意义是"毒"，为了治疗一种症状不得已地牺牲其他部位。

服用抗癌剂会出现头发脱落的现象，这就是副作用，抗癌这一利抵消脱发这一弊，所以只能继续服用。西洋医学基本上不信赖自然的治愈力，所以混淆副作用与好转反应，对他们而言所看到的有害的它就只是个有害的。

药物治疗虽然能一时地缓解症状，但就结果来言，它以弱化人体的自然治愈力（Spontaneous Healing Ability）为代价。用长远的眼光来看，药物治疗有降低体温、弱化人体免疫力、妨碍细胞再生延长病期的倾向。

这都是由于试图用药物代替身体所做的事情而引发的现象，现代医学不是万能的，医生治的病与身体治的病有区别。

TIP 帮助肠健康的 10 种方法

1. 把进餐间隔定为 5 ~ 6 小时

肾脏与小肠消化通过食道进来的食物需要 5 ~ 6 个小时，若时间不充足，消化会发生问题，有可能带来肠内腐败；超过这一时间胃酸会刺激胃壁引发胃炎、胃溃疡等症状。

2. 不要餐间吃东西

无论是多么好的食品，违反时间间隔中途进食的话，因为首先要在胃里消化，小肠内的消化与吸收会停止。因此随着小肠内食物滞留时间加长而发生异常发酵现象，成为血液污染的元凶。

3. 抑制暴饮暴食

一般把暴饮暴食称为用自己的嘴给自己挖坟，暴饮暴食过度消耗，消化酵素（酶）对代谢系统造成消极影响。如同饮食习惯决定遗传因子这句话一样，少食不仅使本人的健康得到保障，还能给子女传承良好的习惯。

4. 拒绝夜食

睡前 4 小时要清空胃肠。人类睡觉时人体进行治愈身体的工作，若睡觉时都要消化，人体的再生力自然会下降。

5. 吃得单纯而又多样

人体的消化系统没有同时消化复杂食物的能力，大家一般有从自助餐厅回来肚子特别饱，心情不痛快的经历，一餐最好把食品种类限制到 5 种以内。我们的菜单以三种小菜、一主食、一汤为基础，最有利于消化，还要每一餐改变菜单来防止营养学上所谓的失衡。

6. 避开加工食品

食品在加工过程中会失去营养素，比起白米吃糙米，比起精制面粉吃全麦，水果要连同果皮一起吃，小银鱼要通吃。而且由于加工过程中添加的化学合成物质，人体内有可能堆积毒素，所以最好自然食。

7. 细嚼慢咽

咀嚼是消化的第一个环节，若细嚼慢咽，食物会搅得粉碎，不仅会成为易被消化的状态，还会把信号传达到唾液腺、胃、小肠使消化酵素（酶）的分泌旺盛。健康人嚼 30 次左右比较适合，但患者要嚼 50 次，重症患者嚼 100 次以上。

8. 少吃肉类

肉类过多摄取是肠内腐败的原因之一，肠内腐败污染血液并成为各种代谢疾患的原因。回想一下吃完鸡蛋与麦饭后放出的屁的味道差异。让我们养成摄取肉类之前先吃水果或海藻类、蔬菜一起吃的习惯。

9. 夜食后不要吃早饭

早饭尽量吃。但夜食后早上没有胃口是整晚消化器官受苦的证据，这时通过不吃早饭给消化器官休息时间。过去农耕时代要吃丰盛的早饭来投身于肉体劳动，但进行大量精神劳动的现代人最好在上午清空肠。

10. 心怀感激地吃吧

对待食物时，要感谢提供阳光与空气，水与土壤的自然，且回想并感谢参与食品烹饪过程的人们，并做一下通过摄取这个食物维持健康的身体在这片土地有所作为再回归自然的打算。我所吃的会成为我的身体，所以心怀感激地吃下的食物会传达到全身，用这样的身体与内心所做的事总会有良好的结果。

通过小便和体脂肪
确认代谢

内脏脂肪堆积的最主要原因是暴饮暴食。由于暴饮暴食过度浪费消化酵素（酶），其影响会转移到代谢系统，血管中会有脂肪细胞堆积。过度饮食久坐的现代人，脂肪主要会在腹部堆积，腹部脂肪会过度地伸展，横膈膜成为睡眠时妨碍肺运动的要素，因此诱发打呼噜或无呼吸症。

Chapter 03　通过小便和体脂肪确认代谢

用小便确认身体健康

血液循环全身向身体细胞提供氧气和营养，最后流过肾脏和膀胱过滤废物，这样排出体外的代谢副产物就是小便。作为参考，连接体内所有的血管其长度长达 11.4 万千米。

这是相当于绕地球两圈半的长度。即使是如此复杂相连的血管从心脏进出的血液回到原点只需 10 ～ 20 秒。

我们身体中过滤尿液的器官是肾脏。肾脏位于腹部的左右侧，各有一个，通过这里的肾小球（毛细血管像丝球一样呈圆形缠绕的部位）血液会变成尿液。

即人体所需的成分——红细胞、白细胞、血小板等有效成分与高分子物质蛋白质会回归体内，人体所不需的成分如尿素、尿酸、肌氨酸酐、甘露醇、多糖等排出体外。

接受医院健康检查时首先实施尿液检查，也是因为小便是判断有无代谢疾患的最基本的标准。代谢系统发生异常时小便的气味、颜色、周期和量都会变化。

伴随着排尿痛，小便颜色变混浊，要怀疑是否有感染引起的疾病并去医院接受治疗。发生膀胱炎或尿道炎等炎症疾患，是对外界侵入的菌类的免疫力下降的证据，要怀疑体内代谢酵素（酶）的短缺。

像膀胱炎一样的难治性疾病即使接受治疗也会不断地复发，这时也不能想当然一味地依靠药物，而是要从根源净化身体，割断疾病的连锁。

正常的小便颜色是黄色或是稻草色。小便中水分含量多时会无色透明，混有血液时会呈暗赤色或褐色，摄取营养剂时，剩余的维生素会排出，小便颜色会变鲜黄。

若小便的量增加且发出刺鼻的气味要怀疑是否患有糖尿病。糖尿病会伴随消渴症，因此会喝相当量的水，小便量也会随之增加，而相反也会出现内急但不易排出小便的症状。

过度的流汗或水分摄取量不足时不易排出小便，根据情况要怀疑是否有前列腺肥大症。作为参考，健康成人每天平均排出 800 ～ 1500 毫升的小便，500 毫升以下称作少尿，50 毫升以下称作无尿。

其中大量的问题毫无疑问是由于糖尿病小便量增加。刚刚脱离疟疾、天花、饥饿的恐怖，糖尿病就成为公敌。糖尿病与其说是病，还不如说是我们的身体无法解决体内变浑浊的血液而发出的信号。

过度地食用油腻的食品或是含有大量添加物的食品，消化它的肠会受到负担。光靠分配到消化的酵素（酶）不够，只能从其他部位借来酵素（酶）使用，这时会借用用于代谢的酵素（酶），被夺去代谢酵素（酶）的循环系统无法净化血液而使血液变成一锅粥，这就会以糖尿症状表现出来。

有糖尿症状的人一般会伴随高血压，心脏、肾脏等其他代谢系统的异常，贯通这一切流程的要素就是代谢酵素（酶）。高胆固醇、肝数值上升、高脂血症、脂肪肝、中性脂肪等症状也是因为代谢酵素（酶）的不足。

为预防代谢疾患首先要给肠休息时间，其次要通过食物补充短缺的酵素（酶），最后要充分摄取水分来协助废物的排出。

一天最好喝 1.8 升左右的水，若喝温暖的发酵茶酵素（酶）会活性化，有助于利尿作用使代谢顺畅，同时有助于减肥。

血液污染是高血压和糖尿病的开端

是否有易患糖尿病的体质呢？现代医学把遗传与高龄判断为糖尿病的主要原因。父母都患有糖尿病其二代有 60% 的可能性患糖尿病，但是比起说糖尿病会遗传，我认为酵素（酶）的量和饮食习惯等会遗传才是更加确切的说法。

据酵素（酶）学的创始人艾德华·贺威尔所说，我们从出生时就从父母那里继承了一定量的酵素（酶）。人类依靠从父母那里遗传下来的酵素（酶）维持身体功能，衰老意味着酵素（酶）的量减少，死亡则意味着酵素（酶）全部消尽。自然而然越是从父母继承更多的酵素（酶）的人抗病能力越强，从这一点来看父母要给孩子遗传尽量多的酵素（酶）。

那么怎样才能给子女遗传更多的酵素（酶）呢？当然自己要拥有大量的酵素（酶），这与继承遗产相似，从父母那里继承很多遗产的人能给自己的子女遗赠大量金钱一样。

但是也有少量遗产的人给子女留下许多的情况，这就是平时减少浪费，节省金钱，勤劳工作，白手起家。

作为精神分析学家而名扬四海的西格蒙德·弗洛伊德曾说，家族里出生一个精神病患者需要经历三代，只有当事者过上不安定的生活不足以患上精神疾患，要有祖辈们累积的不安症才有可能。父母不安定的精神状态会一直遗传给后代并累积到一定的量时才会出现精神病患者。

身体疾患也是如此。现在我们的身体暴露于各种污染物质中，但当事者即使食用不良食品也不会立即患病。通过小白鼠实验也可以知道注入 100 万个癌细胞小白鼠也不会患上癌症。因为它所拥有的身体平衡性会击退癌细胞。

为了让小白鼠患上癌症，除了注入癌细胞外还要给它晒放射线，就像这样自然对难治性疾患基本上是持防御态势。

若不仅浪费酵素（酶），而且从父母继承的酵素（酶）还少，人体自生力会呈几何指数式的爆炸性下跌趋势，其结果就是患上疾患，悲剧并不止步，在此基础上酵素（酶）的浪费达到极致时，最终会有患上先天性疾患的子女出生，这是多么恐怖而又悲伤的故事，自己错误的饮食习惯会摧毁子女后代的健康。那么怎样才能给后代留下良好的血液呢？

答案唯有人体净化。除去人体内堆积的废物能减少酵素（酶）的浪费，找回身体的活力与健康，并且通过食物充分摄取酵素（酶）

来增加酵素（酶）保留量，能遗传给子女更多的酵素（酶）。

"健康体质"并不是单独存在的，体内酵素（酶）多的人就是健康体质，健康体质也许是比用完就没的金钱更加确凿的遗产。

说高龄是糖尿病的原因也是不正确的。根据这个理论，所有老年人应全是糖尿病患者，但是也有许多一生不患上糖尿病而健康生活的人。与其说上年纪就会患上糖尿病，还不如说是酵素（酶）减少了导致被叫作代谢异常的羁绳绊住摔倒。

不能把高龄与老化这种单词混为一谈。"高龄"只是单纯的上年纪，而"老化"指酵素（酶）减少的状态，既有年纪轻轻就开始提前老化的人，也有上了年纪仍维持青年朝气的人。

现代医学第一型（甲型）糖尿病是由胰脏的胰岛素分泌异常造成的，但是也有胰岛素正常分泌而由于胰岛素的抵抗性其功能下降，细胞无法高效燃烧葡萄糖的情况，这种状态被称为"胰岛素低抗性综合征"或第二型（乙型）糖尿病，现在我国糖尿病患者95%受乙型糖尿病的迫害。

胰岛素抵抗综合征别称"代谢综合征"，它是由于代谢酵素（酶）的短缺而产生的疾患。代谢异常的症状这一魔爪伸向颈动脉或脑血管就会得中风，伸向冠状动脉就会得心肌梗死，伸向细胞的增殖就会患癌症，伸向细胞的功能性就会患"胰岛素抵抗性综合征"即糖尿病。

现代医学为了治疗这样的疾病而只死盯各个独立的症状，即实施对百种病下百种处方的对症疗法。但是这样的对症疗法会招来只见树木看不见森林的结果。血压高就使用强制降低血压的药物，我们的身体会怎样？

高血压是为了克服由于污染的血液无法传到全身各处的情况，身体自我提高血管中的血压。只有使劲泵出血液才能让它到达脚掌不是吗？这叫作人体的正常化作用，或是平衡性。

若使用药物强制泯灭这样自然的作用，血液会无法到达手尖与脚尖。那么会需要服用使血液到达脚尖的另一种药，又会为了保护因为药物滥用而毁掉的胃肠追加另外一种药。

现代医学几乎不参考人体的自然治愈力，所以针对一种病处方一堆药。服用一堆药的人因其副作用而呕吐、眼神无力、脱发、脸颊消瘦、失去朝气。"以眼还眼，以牙还牙"的一次元诊断在无法挽回地践踏我们的身躯。

破坏我们人生的糖尿病

一般把糖尿病称为"贫穷与富饶的冲撞"。因为糖尿病症状在处于城市化阶段或从发展中国家成为发达国家的国家频繁发生。因为原本过着贫困生活的人们钱包鼓起来首先会改变菜单。会随心所欲地摄取以前难以到手的甜食、油腻的食品、酒、面食，这种人因为一下子吃比一开始就吃这样的食品的人吃得更多，所以会成问题。

并且在过去农耕时代只有自己动手干活才能吃得上饭。要想春天播种，夏天耕耘，秋天收获，没有一点闲暇停下来休息。女人还要肩负家庭劳动，这样的劳动并不只限于成人，连孩子也要参与类似强度的劳动。放学后要给农田施肥、喂牛、寻找柴火。

但现在如何？生活的样式从劳动集中式的产业结构改变为知识情报集中式的产业结构后，男人们不再去农田工作而是坐在电脑前敲打键盘，女人们在家庭劳动方面大部分依靠机械，孩子们除学习以外什么工作也不干。

而且家家都拥有轿车，即使再近的距离也不再步行去。比起步行能到达的距离近的小区超市，人们更热衷于距离远的大商场。因为驾车去比步行更加方便。突然摄取高热量食品是个问题，现在连运动都不做，血管里夹杂油垢是理所当然的。文明在给我们带来便利的同时也埋藏了代谢疾患作为代价。

糖尿病！可谓国民疾患。患上一次就难以完全治愈，所以一般把糖尿病分类为难治性疾病。被分类为一生要服用药物的"疾病"。

与高血压相同，糖尿病也不是疾病。糖尿病不过是我们身体为了尽量延长生命而启动应急系统罢了。即糖尿病是作为应急对策通过尿液排出血液内葡萄糖的现象。

若血液内混有糖分会发生与之相关的各种副作用，这就叫糖尿病并发症。发生了糖尿并发症意味着症状已经相当严重，因为糖尿病在发生并发症达到严重的情况之前，患者本人并不会自我感知到特别的症状，所以难以早期发现。

糖尿病不仅会对身体造成致命的损害，还要为了应对症状按时服用药物，反复检查糖数值，所以它是显著降低生活质量的极为繁琐的疾患。

说糖尿病可怕也许是因为并发症的缘故。首先受到打击的是眼睛，血液循环发生问题血液想要到达网膜一样纤细的血管并不是简单的事情，严重时网膜血管遭到损害失去视力。

阳痿的一大原因就是糖尿病。原本勃起就是血液集中到性器官中得以实现，血液无法循环到身体各处，性功能毫无疑问会发生障碍。阳痿给人类带来挫折感并剥夺继续活下去的欲望，所以无论是年轻人还是年长人都为之苦恼。

末端血管障碍、心功能不全、肾功能不全堪称糖尿病并发症三大套餐，是最可怕的症状。末端血管障碍是血液无法到达末端血管导致手脚冰凉或手尖、脚尖发麻的症状，严重时腿会开始腐烂。

并且就像长时间过滤脏水的净水器过滤装置很快就会堵塞一样，肾脏长时间过滤黏稠的血液也会发生异常，就是发生肾功能不全。而且这样黏稠的血液会恶化为动脉硬化并诱发心肌梗死、尿毒症。

此外血糖高，体内的蛋白质合成无法进行，受伤组织的恢复会减缓，伤口不易愈合。身体代谢活动无法正常运行，所以活动所需的能量无法生成，因此感到极度的疲劳。白头发变多，牙龈会肿起，牙齿会脱落。

糖尿病尿频又是那么烦人。一般膀胱里累积 400 ～ 500 毫升的尿液就会有排尿感，睡眠时肾脏会进入休息状态，尿液的生成量会减少。

但是患上糖尿病每天排尿次数会非正常地增加，睡觉时也要不时起来排便。睡觉也不能睡个饱觉。

雪上加霜的是体内水分的大部分会被尿液夺走，因此患上糖尿病性便秘。一周去一次卫生间都很困难。想象一下排便像分娩一样困难会有多么吓人。

如前文所述，便秘症是所有身体疾患的开端。消化系统的异常会转移为代谢系统的异常，本来就够少的酵素（酶）会不断消耗，身体逐渐恶化。把人体丢入恶性循环的疾患就是糖尿病。

糖尿病从其发病原因来看绝不是用药物能完全康复的疾患。从根本上要改变血液。改变血液的最快的方法就是通过酵素（酶）食补充代谢酵素（酶），使代谢系统正常化。

家住忠南保宁的某位女士听完我的讲义后打来了电话。说丈夫因糖尿病而遭受肾衰竭的问题，她决定给丈夫移植自己的肾脏。

"今天听您的讲义后我想不能直接移植而是先把我的肾脏洗净再移植。所以我决定实施人体净化。"

"您所言正是。"

从此这位女士步入了利用复合活性酵素的酵素（酶）餐。通过人体净化即减了肥，身体更健康的这位女士又有了这种想法。

"即使给丈夫干净的肾脏，因为糖尿病会马上堵塞不是吗？既然移植要在丈夫也完成人体净化后再实行。"

听完这句话丈夫暴跳如雷。"因为只有四天就要手术，你被吓坏了吗？还是你做了酵素（酶）餐什么玩意儿减了肥变得漂亮而另有别的想法？"

对此夫人说服他说："不是那样的。我是为了你和我们家人。你必须人体净化。不然不给。"

因此丈夫也迫不得已地进行了人体净化。结果如何？

丈夫顺利地得到肾脏移植了吗？回答是"不"。因为发生了奇迹，坐在轮椅上的他突然站起来走路了，逐渐腐败的脚得以重生，当然肾脏移植也不再需要了。

几个月后传来了这位先生参加保宁美容泥浆节，成功跑完了10千米马拉松的消息。听到和夫人一起相抱流泪的故事，我当然也鼻头一酸。哪里有比救人命还更有价值的事情呢？若体验这样的奇迹的人只有一个人我无话可说。但是复合活性酵素的体验事例光在韩国就有超过100000件。每当接触这样的事例我会燃起无论如何也要传播人体净化的使命感。

腰围不要超过 34 英寸（86 厘米）

现代人处于营养过剩的状态，以至于春荒这一单词的存在得到怀疑。只要乐意就可以每顿都吃上以前不是什么节日就连影子都难以看到的肉类。其结果是口舌快乐了但肥胖症成为国民焦点。

对肥胖症的担忧并不只是我们的问题。连医学与科学部门的领头羊美国也因为未能解决肥胖症而头痛。女性们以美容为由在整形外科接受的脂肪吸入术只能做到局部性的脂肪管理，所以针对肥胖症不能成为彻底的解决方案。

肥胖症本身不但招来美丽上的不足，更重要的是健康会遭受打击，因此不能不尽快解决。包括所有疾患甚至连精神疾患在内，可以说没有与肥胖症毫无瓜葛的疾患。

代谢综合征的诊断标准中最重要的是腹部肥胖程度与四肢肌肉的结实程度检查。腹部肥胖是肚子中堆积有过多脂肪的状态，以韩国人腰围为标准：男人 90 厘米（35.4 英寸），女人 85 厘米（33.5

英寸）以上就属于异常症状。

体脂肪根据分布部位可分为皮下脂肪与内脏脂肪。尤其是内脏脂肪（围绕体内脏器堆积在体腔内的脂肪）堆积严重时，要实施代谢疾患检查。

内脏脂肪堆积的首要原因是暴饮暴食。由于暴饮暴食消化酵素（酶）过度浪费其影响转移到代谢系统，血管内会有脂肪细胞堆积。对沉浸于久坐多食生活的现代人脂肪主要会在腹部堆积。

腹部脂肪会过度地延长横膈膜成为睡眠时妨碍肺运动的要素。因此会出现打呼噜的症状，严重时会诱发无呼吸症。

腹部肥胖诱发的最危险的疾患毫无疑问是糖尿病。糖尿病基本上属于代谢疾患，所以经常伴随着高血压、心肌梗死。由于糖尿病血液黏稠，血压会上升，给代谢系统持续施加压力。最先受损的是血管。从离心脏远、血管细的部位开始堵塞。人体的平衡性作用为了恢复损伤的血管超出常理地进行血管收缩运动，在这一过程中发生动脉硬化症并发展为脑卒中、心肌梗死。

为了克服腹部肥胖，最重要的是减少热量的摄取。就是吃得适量来消除剩余的脂肪。虽然会根据饮食内容不同，但还是最好吃胃脏大小的三分之二左右的量。要有即使觉得有点不足也能放下餐具的毅力。

通过断食让消化系统休息更是画龙点睛。吃了夜食的晚上容易做噩梦，这是睡眠中消化系统启动的缘故。

不仅是睡觉时，在平时也要实践断食、节食。人体的再生系统不仅在我们睡觉时，还在消化系统休息的时间运行。

对健康状态不佳的人而言，一天休息8小时并不充分，还要通过故意断食来给予强制的休息。

这时鲁莽的水断食会酸化体液，夺走骨骼内的钙，所以要回避。水断食在没有除去脂肪的状态下弱化肌肉。水断食是绝不能实施的断食。

为了除去腹部脂肪，即使饿肚子，也要一边补充混合有酵素（酶）与生理活性物质的复合活性酵素，一边饿肚子。进行酵素（酶）食的话，即使断绝了进食，也能同时保障活力与免疫力。有药物治疗的疾病，也有让我的身体自己治愈的疾患，酵素（酶）食是协助我们身体自己治愈疾患的行为。

利用这一原理在传统韩医科治疗结合人体净化项目实施肥胖治疗的韩医院在增加。我也与医术高明的韩医师联系，继续对此的研究，并为了让复合活性酵素得到法律保障而绞尽脑汁地考虑。

一般为了减缓腹部肥胖而做仰卧起坐等无氧运动，但无氧运动比起治愈在预防方面发挥更大的效果。仰卧起坐等运动最好在健康时不时地做，若腹部已经有肌肉附着脂肪将无机可乘。

尤其要小心短时间疯狂减肥的三分热血引发的过度运动。在空气新鲜的林间小路一天散步一个小时左右就足够了。即使快累死了还忍着体育锻炼其实就是劳累筋骨累死身体。

在煎锅料理五花肉时随着烟会发生烟煤，人体也是如此。若过度地摇晃并燃烧脂肪，体内会发生烟煤，血液会急剧变浊。这种行为当然会带来代谢酵素（酶）的浪费。通过剧烈运动减肥的人可以看见他们的皮肤没有弹力、脸颊消瘦。

观察我们周围的人，可以发现即使有啤酒肚、四肢粗壮的人也没有代谢综合征，但四肢肌肉贫瘠且腹部肥胖严重的人的代谢综合征发生率很高。

在人们的下肢分布有全身肌肉的三分之二。我们把田径分类为基础运动，也是因为人类用腿部肌肉带动全身。只要经常跑步肌肉问题就能解决。如前文所述，最好不要跑到上气不接下气的程度，并且我推荐轻松地慢跑。

没有时间的上班族只靠原地蹲起也能锻炼下肢。重要的是坚持做而不是猛力做。

以前大人们说"人下体要结实"。肌肉作为蛋白质的储存库在人体健康占据极为重要的比重。没有蛋白质酵素（酶）也无法得以存在，因为酵素（酶）本身就有蛋白质分子构成。

而且肌肉是具代表性的发热器官，有肌肉的部位必然有热，肌肉发达的人体温高，对疾病的免疫力也强。

为了不给胃肠负担，有人主张饮食要多次少量地摄取。甚至一天吃五顿饭。若不是切除掉了胃肠的情况，这种方式不但不减少胃肠的负担，还是大幅度暴增胃负荷的行为。

肠为了消化食物需要一定的时间。先进来的食物被消化完毕后人体会感到饥饿，这时肝和胰脏为了应对过一会再进来的食物制造消化液。

即，饥饿感是生产消化液的准备过程。但是还没来得及准备，食物就随机进来的话，肝和胰脏要急忙制造消化液，这种事情重蹈覆辙，消化系统会紊乱，导致酸嗝和胃痛。

并且中断先吃下的食物在小肠的最终消化，吸收来消化进入胃脏的食物，小肠里的食物滞留时间会加长，发生异常发酵现象，成为血液变浑的原因。大家应该经历过餐间饮食后即使到了吃饭的时间也没有食欲，腹部爆满。

蕴含"明天"的糙米

碳水化合物被认定为减肥的公敌已经是很早以前的事情，看看试图减肥的人会发现不分你我地先减少饭量。减少饭量然后用鸡胸肉或鸡蛋清等蛋白质食品来补充不足的营养成分，还认为此外不足的矿物质用核桃或向日葵籽等坚果类来充当就行。因为人们都认为植物的种子对身体有益。

常识的盲点就在这里。对于坚果类怀有好感，就不会想到大米就是植物的种子。植物的胚芽作为种子的能量源大量含有对身体有益的物质。

糙米作为未经过精制的大米完全保留了蛋白质、食用纤维、维生素 B 族、铁等种子的营养。不亚于豆类、芝麻、核桃等坚果类的营养供给源就是糙米。

我认为吃大米比摄取动物性蛋白质对身体有益。进餐时最理想的比率是 7 比 1。7 是大米、蔬菜、水果等植物性食材料，其余只有

1 用动物性蛋白质填充。在选择植物性食材的过程中只要良好地维持谷物与蔬菜平衡，每顿都吃大米也没有问题。

关于糙米的好处很多人都曾谈及，所以没有必要多解释，但糙米最卓越的一点就是蕴含"明天"这一事实。

精制的白米没有明天，即使放置一个月白米也不会发芽，播撒到农田里白米也不会成长为稻苗，白米无异于从工厂出世的加工品，这就相当于往土地里种罐头并不会长出罐头树来一样。

但是只要维持适当的温度与湿度，糙米马上就可以长出幼苗，就是发芽。糙米发芽这一事实为什么显得如此重大？因为作为生命体成长是酵素（酶）作用的证据。即糙米是充满生命钥匙酵素（酶）的健康食品。

植物经常通过动物四处散播种子，因为动物生活范围广，为了觅食移动很遥远的距离。这时动物吞下的植物的胚芽部分被消化，种子与排泄物一同排泄体外。这个种子发芽既能成为樱花树也能成为银杏。这时防止种子在动物体内被消化的物质就是"酶抑制剂 Enzyme Inhibitor"。

酶抑制剂 Enzyme Inhibitor 作为植物内含有的酶抑制物质是大自然为了防止植物在动物的肠内轻易就被消化而开发的化学物质。若连种子都在动物体内被消化了植物就没法传播后代了。

吃生豆其味道会相当的苦而腥，这是因为在豆类作用的毒性物质酶抑制剂 Enzyme Inhibitor。即种子同时拥有对人体的积极要素

"酵素（酶）"和消极要素"毒性"。无视这样的现代人类生吃种子会引发腹痛或排泄。

种子的毒性会被热简单消除。把豆煮熟其苦味会消失，同时毒性物质会缓解，味道变柔和。只要弄熟了再吃就能防止酶抑制剂 Enzyme Inhibitor 的作用并完全摄取种子的营养成分。那么为什么像松子或核桃一样的坚果类不用弄熟了再吃呢？

生吃时若没有苦味或腥味认为它没有毒性也无妨。这是因为坚果类的特性就是有坚硬的外壳保护果实。坚硬的外皮包含着内容物所以即使被动物吞下也不易被消化。即没有生产毒性物质的必要。

包括坚果类在内糙米、豆类等所有种子是不饱和脂肪的宝库。动物性脂肪会堵塞血管，使血液变浑，但植物性脂肪有使血流柔和和净化血液的功能。若不是过度地摄取，种子无疑是对人类相当有益的食品。

TIP 葡萄籽要吐出还是吞下

吃葡萄时有些人会连籽一起嚼着吃。甚至连大众媒体也提倡慢慢地嚼着吃籽。这是因为认为籽对身体有益，但其实它并不值得推荐。

吃水果时连同水果皮一起吃有利于酵素（酶）与食用纤维的保存，但种子里含有酶抑制剂 Enzyme Inhibitor，一不小心会引发腹痛。尤其是要小心种子发出苦味的水果，苹果籽、葡萄籽等味道苦最好不要嚼着吃。若是无论如何也无法吐出葡萄籽的情况那就干脆把它吞掉吧。

拯救生命的植物生理活性营养素

植物生理活性营养素是意味着植物的 phyto 和意味着化学的 chemical 合成的词，同时也叫植物生理活性营养素或植物内在营养素。

植物内的植物生理活性营养素，拥有通过强烈的香气妨碍与自己竞争的植物生长，从各种微生物、害虫等保护自己身体的功能。这样的植物生理活性营养素进入人体后会发挥使细胞再生的作用。

为了高效地摄取植物生理活性营养素，最好选择香味强烈，颜色深的蔬菜。以白菜为例，其中心部位发白，外部颜色则显青色。这是因为在更多地暴露于阳光下的白菜外侧含有大量的植物生理活性营养素成分。

水果中葡萄的颜色深，蔬菜中茄子的颜色深。这样紫色的植物中含有大量的多酚成分，作为植物生理活性营养素的一种多酚有益于抗氧化作用，防止老化。

香气浓烈的大蒜里含有蒜素。蒜素抑制细胞受伤来减少癌症发病率。豌豆、黄豆、扁豆等颜色多样的豆类中的异黄酮模仿雌性激素的功能，预防更年期症状、美化皮肤、防止骨质疏松。

植物生理活性营养素的种类和作用数不胜数，以至于无法一一例举，其中有协助酵素（酶）的作用来为身体的正常化作出贡献的，也有杀死威胁人体健康的细菌和病毒的。

植物生理活性营养素含量最丰富的是水果的皮。即使外表满是伤痕的水果，打开它也马上会有果汁四溢。这是因为水果的外皮扮演针对外界的物理攻击自我防御的战线角色。若没有外皮，即使是小小的伤口，水果也会变得苦涩、腐烂。

削完苹果放置在盘中马上就会变色，其样子相当难看。这是苹果柔软的果肉被空气中混有的氧气所侵蚀导致的。反观没有削皮的苹果，即使整整一周放置在空气中也不会变色。因为外皮担当保护膜的作用。

即使是相同的蔬菜，大棚栽培的不过多久就会松垮，但在露天环境下栽培的蔬菜不放在冰箱里也能长时间维持新鲜。因为越是晒阳光晒得多的蔬菜其外皮越厚而结实，不易枯萎。

外皮是阳光给水果穿上的盔甲。如同穿戴盔甲的士兵在战场的存活率比未穿盔甲的士兵高，越是晒阳光晒得多的植物其生命力越旺盛。

阳光不仅对植物，对人体也有积极的影响。年老的女性摔倒或碰撞容易发生骨折，这是因为骨骼密度弱化。我们把骨骼密度异常的弱的状态称为骨质疏松。

骨质疏松是闭经期女性的三分之一会患有的常见的疾患，不仅在通过水断食减肥时会发生，在没有晒到阳光时也会发生。阳光协助能使人体高效吸收钙的维生素 D 的生成。若晒不到阳光，我们摄取的钙不会到达骨骼而大部分以尿液的形式排出。即使每天喝牛奶、以小菜吃炒小银鱼，若晒不到阳光全部是零。

听医院讲，与以前比起来骨质疏松患者增加了不少。这是因为女性们为了皮肤美容而过着远离阳光的生活。阳光中的紫外线会增加雀斑和皱纹，但无论美容多重要，没有疾患健健康康地活下去是不是更有价值呢？保护健康才是长久维持年轻与漂亮的秘诀。

晒阳光有益于预防除骨质疏松外的许多疾患。首先适当的日光浴相当的有益于睡眠。

人体在没有充分享有睡眠时间时会引发各种异常，精神上集中力和创意性会下降，肉体上消化功能会钝化。这句话说得好："睡眠就是良药。"人体在睡眠时会进入自我治愈的工作。消化系统进入休息后代谢系统的运行得到活性化，所以有改善循环障碍的效果。

想要治疗失眠症，最好早上一起来就打开窗户晒太阳。生物钟把首次感知到的阳光认知为起床时间，所以会在之后 15 小时以后才有困意。因为褪黑激素从那时起才开始分泌。

考虑室外温度，若在上午 10 点进行 30 分钟左右的日光浴，太阳能量积极的效果将对健康产生良好的影响。

再回到食品的问题上。有人说肠功能弱的人要无条件地吃柔软的食品，但越是消化功能低下的人越不要削掉水果的皮，而连同果皮一同细嚼慢咽。因为太阳的礼物植物生理活性营养素作用于黏膜上的溃疡，使伤口更快愈合。

现在市场销售的谷类及蔬菜没有人体所需的充分的矿物质。酸雨等环境污染因素在削弱土壤肥沃度，与季节不符而生产的大棚蔬菜因为躲避直射光线，不经历风雨，所以虽然外部好看，但难以得到阳光提供的充分的矿物质。

在这种情况下连果皮都削掉的话，就失去了花钱买水果吃的意义。除去水果的外皮相当于丢弃重要的营养素。

TIP 果皮上沾有的农药怎么办

人们不吃果皮的原因，不但有果皮味道差，更重要的是担忧带皮吃水果会不会连农药一同摄取。打农药时，有害物质直接触及果实表皮是不可否认的事实。

这种情况下，用面粉擦拭果实可以除去相当部分的农药。因为面粉细小的粒子会强力地与农药的有害成分吸附并被流水冲洗掉。

假设有少量的农药成分残留在外皮上，水果含有的果胶会妨碍农药成分的吸收。并且即使摄取了少量的农药，植物生理活性营养素的益处就是抵消农药的副作用，所以连同果皮一起吃值得提倡。

植物生理活性营养素中所潜在的力量就是如此无穷无尽。

保持食物的"完整"，营养才完整

问那些中午吃"鸡胸肉汉堡包"，点心吃"冰激凌"的年轻人，这样吃能摄取所有的必需营养素吗？他们倒反问那有什么好担心的？然后到办公室毫无顾忌地拿出综合维生素吃。

看看综合维生素的成分表大约有十种。维生素B族、C、D、E…都是众所周知的营养素。最近人们不考虑均衡饮食而是试图通过维生素产品一次性地解决。

维生素产品真的能解决一切吗？认为这种人为的方法能保护健康是人类的傲慢，是对自然的不敬。人体无法合成的必需营养素多达46种，我想说的是仅知道的就如此。我们没有发现的营养素应该比这多得多。

无论科学多么发达，我们也只能往月球发射火箭，不但没有逛完太阳系，比它更遥远的地方连长什么样我们都无从猜测。不用说浩瀚的宇宙，我们连我们脚踏的地球上存在多少生命体都无法掌握。

观察我的身体，没有一个部位是没用的。最轻易摘掉的扁桃体、盲肠也有自己的职责。

扁桃体是口腔内咽喉处发达的免疫细胞的集合体，覆盖有黏膜。黏膜是阻止从口鼻侵入的细菌或病毒的第一道防线，当外部有病菌侵入时，扁桃体起到给身体发出信号使抗体生成的重要作用。幼儿易扁桃体发炎也是因为在免疫力弱的时期这个器官发挥重要的作用。

一时被贬低为痕迹器官的盲肠曾被认为没有任何功能，还会引起炎症，但是最近盲肠的作用被发现。附着在大肠入口处虫状的冗长的盲肠，防止大肠内容物的逆流并担当着人体内的免疫功能。

同样的原理，因为白菜的外部菜叶青青的难看，于是摘掉再吃，萝卜叶太难嚼就只食用白色的果肉，相当于只摄取局部营养。这样的饮食必然会缺什么。

区区几粒维生素能解决这样的问题吗？一般把鸡蛋称为完全食品，这是因为一个鸡蛋将来能成长为一只鸡。

鸡蛋里含有除维生素 C 以外的几乎所有的营养素，蛋清里有 87% 的水分和 13% 的蛋白质，蛋黄里分布有 60% 的脂肪和 30% 的蛋白质。也许就是因此有个别人以胆固醇多为由不吃蛋黄。

蛋黄里含有胆固醇是事实，但是因为也含有分解它的叫卵磷脂的物质，所以即使放心大胆地吃也不会发生血管里夹杂污染物质的情况。根据最近发表的研究结果，蛋黄里还含有一种叫生物素的维生素 B 复合体。这个物质是在脂肪和蛋白质正常的新陈代谢过程中必需的营养素。不知道这些而只对自己需要的部分挑三拣四，所以新陈代谢才会出现问题。

在酒店吃早餐往往会有煮鸡蛋上桌，总有些人只吃完蛋清就毫不犹豫地把蛋黄留在碗中就起身。每当看到这些人，以前我认为吃饱撑的才这么做而讨厌，现在则心想"竟有那么愚蠢至极的人啊"。

无论橄榄油多么健康也不及通吃一粒橄榄。黄豆芽、绿豆芽对身体有益的原因就是它是从头到尾部能食用的全休食。

即使难嚼也要连外皮完成一起吃。即使味道不香也要连小银鱼的内脏一起吃。

有些人性欲旺盛但不会节制。我们能说他健康或精力旺盛吗？如同学生要品学兼优一样，身体健康也要如此。雌性激素过多会引起子宫内膜症，雄性激素过多会引发内脏肥胖。

只有一部分发达与不健康意义相同，食物的局部摄取使人体健康陷入不均衡，为了维持健康的均衡要做到食用"完整"的食物。

不能吃的部分大自然会做得苦或涩。只要避开它们就好。

喝水让血液顺畅

人行道缝中长出的一束草，岩石上附着的青苔等有生命跃动的地方就有水，人的身体也一样。口渴难忍时喝下一杯清凉水，也许没有比这更美味的。40 天不吃饭也能维持生命，但 4 天不喝水生命的烛火会熄灭。

水在消除口渴的同时，在体内循环检查蛋白质、核酸等生命体高分子是否在正常活动。在这样的检查过程中若有组织瓦解就把这一情报传达给酵素（酶）协助恢复原状。

人们一般认为身体浮肿是因为体内水分含量，正确来讲不光是水分多，更是细胞与细胞间的水分无法流出而浮肿，即细胞与细胞间产生了水洼，这样想比较容易理解。

我常用温暖的发酵茶代替水来喝。若直接喝一般茶由于鞣酸成分味道发涩且鞣酸会对胃肠造成消极影响。多喝绿茶的人胃壁结实，这与胃适应了鞣酸这一毒素有关系。

胃壁薄是个问题，但太厚的话因为在胃肠运动时压力过高所以也不好。就像生产货币要花钱一样，我们身体生产能量也会有能量消耗，胃壁的压力越高收缩与舒缓运动越不顺畅，所以酵素（酶）的消耗也相对增加。

但是茶发酵后其成分会发生化学变化，味道不再涩，波及胃的影响也会减少。并且通过小肠吸收的发酵成分会发挥中和血液中胆固醇的作用，被中和的胆固醇会失去附着力而被排出体外。

此外发酵食品在发挥抗菌、抗氧化作用的同时拥有增强体内有益菌的功能。

如同有研究结果显示韩国国民中糖尿病患者多是因为不喝红茶一样，发酵的力量是伟大的。红茶是发酵绿茶得来的黑色的茶，与"green tea"做区分称作"black tea"。红茶要在涩味熬出来之前迅速取出内容物才能防止胃被鞣酸所侵蚀。

喝发酵茶时最好喝温的。因为酵素（酶）在36.5℃以上的体温才得到活性化。喝温暖的茶后体温会瞬间上升成为酵素（酶）活性化最佳的状态。有人担心喝热茶酵素（酶）是否会死亡，若是人类能喝下去的程度，无论是多么不抗热的酵素（酶）也不会轻易死去。

在过去每天早上喝4℃的六角水风靡一时。六角水是指水的分子构造呈六角形。一般来言，水区分为六角形的环形构造、五角形的环形构造、链状构造等，曾有假说主张其中六角形的环形构造最适合人体。

因为围绕人体细胞的体液以六角形的环形构造得到安定，所以主张细胞喜欢六角水。

环视周围，冰是100％的六角水。因为水分子在结冰状态连接为结实的六角形环形构造。根据这个理论对身体最有益的水是冰的形态。

但是无论是多么健康的冰进入嘴里总会溶化，即六角形构造会瓦解，所以提倡尽量在冰凉的状态喝下。听说4℃的水中残留有7％左右的呈六角形的水分子。

但是看似真理的六角水理论不知何时消失了，并且现在几乎没有人区分分子构造摄取水分。即使这样，很多人认为要凉才好喝，我认为这并不是良好的健康法。

冰水突然进入体内人体会马上紧张起来，为了使水温与体温相持而使用附加的能量。即使是六角水凉水也会破坏身体的平衡，给体温调节波及消极影响。

喝水最好的方法是把温暖到不至于伤害口腔上皮的水和唾沫慢慢混合并喝下。温水不仅提高体温，还使体内酵素（酶）活性化，让血液、淋巴液、细胞间液等体液顺利移动。

最后的餐桌成为生命的餐桌

敏静女士是在釜山与丈夫一起经营民俗工艺品店的妇女。这位身高125厘米，别名是"天上最高的人"，因为从天上看这位看起来最远。

但丈夫是身高180厘米的美男子，拥有远超平均身高的身长。两个人在一起虽然看起来像巨人与孩子，但是夫妻和睦，拥有幸福而又健康的家庭。

唯一让人担心的是敏静女士的体重在不断上升，本来个头就小体重再增加，走路就像在滚动一样，更严重的是健康开始恶化。

慢性疲劳降临，血压升高，即使徒步行走一小段距离也会上气不接下气，运动连想都不想。为了减肥曾食用过各种酵素（酶），也曾绝过食，但总有反弹现象。

但在2009年敏静女士终于抓住了救命稻草——认识了复合活性酵素。一开始认为酵素（酶）产品八九不离十而将信将疑，但看见朋友减肥成功后，以"这是最后一次了"的心态进行了尝试。结果如何呢？

即使常规减肥一个月以上也难以减掉1公斤的体重，在进行复合活性酵素餐后10天就减掉了3公斤。3公斤当中有2公斤是内脏脂肪。就这样一开始打算只做一个月的敏静女士改变了想法，把时间延长为四个月。从而敏静女士共减掉了13公斤，找回了苗条的身材。

曾经受慢性疲劳折磨的敏静女士。就这样沉浸于幸福当中。经营商店的某一天，有一个特别消瘦且脸色灰暗的女士光顾了商店，仔细观摩陈列在外头的小小的木质餐桌。

不仅看起来弱得快病倒了，而且从左手到手腕的部位缠绕了层层石膏，看来并非是一般病人。

"您哪里不方便吗？"

她用皱紧的眉头表达了她的痛苦并不让敏静女士靠近自己。

"由于糖尿病并发症患上了风湿性关节炎，胳膊特别酸痛。"

"您身体不方便拿餐桌想干嘛？"

"我正在从大学医院回来的路上，医生说现在没有什么可以做的了，所以尽情地吃想吃的等死不是吗？所以为了最后几天像人一样活着，想好好地坐着吃完饭再死，所以在选好看的餐桌。"

她从包里拿出的是一拳头药物。

"我就是这样活过来的。"

"哎呀，您这么病痛还管得着餐桌吗，进来吧。糖尿病并发症医院治不好的。让你吃你想吃的然后再挂掉的，医生能治什么病，你说？听好了，你照我说的就做十天。十天内你觉得好点了就咬牙再做四个月。"

就这样敏静女士花费一个小时左右的时间分享了自己的体验经历，并推荐了复合活性酵素。那位也内心认为是最后机会，于是答应做并顺路到银行取回了现金。

那位女士再次出现是在四天后。惊人的是缠在左手的笨重的石膏消失了，现在不再痛了。那位女士继续进行了四个月的酵素（酶）餐，使预言她即将离世的医生尽失脸面。她完全康复成为正常人。来到商店来再次购买餐桌，现在不再是死亡的盛餐而是生命的进餐。她把敏静女士叫作"生命的恩人"。

以此为契机，敏静女士在自己居住的釜山东莱区正式开始了介绍复合活性酵素和人体净化项目的事业。由于敏静女士在釜山一带引起了轰动，腐烂的脚康复了，血液透析不用再做了，血压降下来了，赘肉减掉了，抑郁症没了，椎间盘突出治愈了。

听到通过复合活性酵素得到新生的人超过百人后敏静女士并不为之惊讶而认为是理所当然的。其中有校长先生夫妇、宗教人士、医生家庭等，阶层也多种多样。

敏静女士也丝毫未能想到自己能被社会领导称作生命的恩人。天上最高的人敏静女士在这片土地上做最高明的事。

第四章

内心温暖体温上升

　　传统韩医学针对干癣采取提高热量
的处方，就是使用通过汗腺这一体温调
节装置排出体内毒素的解毒疗法。更好
的是平时通过温水浴来保温并提高体温，
通过运动锻炼肌肉，开发只属于自己的
压力解除法，抱着幸福的心态生活。内
心温暖体温就会自然而然地上升。

Chapter 04 内心温暖体温上升

小肠和心脏不易患癌症

自然界原本正常的轮回是植物能量分化为动物能量后，再变成细胞，这样的过程反复中。

这时食用大量含有添加物的食物或肉类的话，植物能量的传达会变得困难，导致作为动物能量的红细胞形状会扁平。再有低密度胆固醇 (LDL) 到处漂浮的话，血液会变为黏稠的状态。我们把这种状态叫血液被污染了。

细胞为了不接受奔涌而来的污染的血液会把细胞膜上所有的出入口都上锁。细胞膜被堵死意味着细胞分裂无法完成。

人体通过细胞分裂得以存续，因此细胞膜堵塞会导致死亡。为了避免这样的状态，人体用不正常的方法使细胞变形，这就是癌细胞。癌不是病，而是为了尽量延长生命的人体的应激反应。

喝下毒药的人会吐血也是因为细胞为了不接受污染的血液而关紧了大门。细胞不接受血液，血液能往哪里去？只能通过口和肛门排出体外。

反观窒息死亡时舌头会伸得老长，是因为血液中的氧气不足，细胞为了尽可能地接受氧气而打开身上所有的出入口。

回到一开始的话题。植物能量到动物能量，动物能量到细胞是人体循环的自然流程。但是通过人体净化发生"再生性好转反应"的话则会开始逆向分化。

体细胞通过炎症反应变为红细胞后用小便排出废物。这样的反应是为了使身体康复而必须经历的治愈过程，会伴随疼痛。

体温越高再生性好转反应会越活泼地进行。身体病痛时我们身体提高温度诱导再生性好转反应的同时使酵素（酶）积极地发挥作用，增强白细胞的战斗力。因为体温会支援酵素（酶）的活动。一个国家的军事实力取决于经济实力，但身体的军事实力取决于体温。

如此我们是否健康可以说由红细胞的能量作用和白细胞的免疫作用决定。人体的健康取决于血液维持得有多干净且它与体温有密切的关系，培养正确的饮食习惯的同时给身体保温才能维持健康。

我们人体虽然是一个有机整体但各器官的体温都不一。其中腋下与口腔的温度比较高。脏器中小肠与心脏的温度比较高。小肠与心脏，这两个器官有很多的共同点。

"小肠"是除胃液、肠液外还以肝脏和胰脏分泌的消化液为基础消化活动正式进行的场所。小肠黏膜的表面上有肉眼能看到的微小的绒毛像绸缎一样凸显，这绒毛上覆盖有 2500 亿个上皮细胞发挥吸收营养素的功能。在小肠吸收的营养素随着血液传达到各器官。

"心脏"担当把人体的血液循环到全身的水泵的角色，它被设计为通过两个心房接受血液后，在两个心室泵出血液。以前人们认为心脏不仅是单纯的身体器官还是包含灵魂的整个人体的中心。

因为这样的功能两个器官与氧气的接触比其他组织频繁，因此容易发热温度也高。我们身体最不容易长出癌细胞的部位就是小肠和心脏。

发热顺利意味着再生性好转反应和酵素（酶）的作用相应地顺利进行，同时意味着不会被非正常的细胞增殖绊住脚。

有句话说所有热是智慧热。身体发出的热是为使身体正常化人体做出的"燃烧"的努力。

寂寞与孤独意义不同

酵素（酶）是由动植物与微生物的活动产生的高分子有机化合物。它存在于细胞内部，催发各种与生命维持相关的化学反应，即使把它与细胞组织分离开来也不会丧失其作用。抽取细胞内酵素（酶）后能制成食品也是因为这个原理。

酵素（酶）消化吸收从外部接受的营养素，生产活力，参与废弃老旧组织并生产全新的组织的过程。人体由 60 兆～ 100 兆个细胞构成且生产这些细胞的也是酵素（酶）。根据酵素（酶）理论，酵素（酶）为了生产细胞蛋白质、维生素、矿物质，pH 浓度、湿度、体温要平均地达到和谐。这被称为酵素（酶）活性的最适条件。

泡菜里有酵素（酶）四溢但泡菜汤里却没有酵素（酶）。用生鱼可以做鱼酱，但因为烹饪的鱼无法自然发酵所以无法成为鱼酱。生蔬菜和生鱼片有酵素（酶）存在，但熟菜和熟肉里没有酵素（酶），想要消化酵素（酶）短缺的熟食人体只能相对地多消耗体内酵素（酶）。

随着社会的进化，人们越来越热衷于找出肉眼看不见的病毒与细菌，许多学者以杀死细菌为由提倡把食物弄熟了再吃。弄熟食物也许能杀死细菌，但也会一同杀死能帮助战胜疾病的酵素（酶）。

人体比起避开疾病而更倾向于通过正面对抗获取战胜疾病的力量。无视这样的事实而只以科学为量尺看待健康，所以现代人患有慢性酵素（酶）短缺症。

酵素（酶）在高温下无法存活在低温也无法得到活性化。身体病痛时会发热这是为了打退病原菌的应激反应作用的一环。

肌肉作为我们体内最大的发热器官，它的存在本身就可以促进酵素（酶）的作用，平时经常运动的人身体暖和不易生病。

步入无限竞争社会后围绕我们的环境也在急剧地变化。现代人为了适应它正承受着极大的压力。受压时会生成疲劳物质乳酸和焦性葡萄酸，它们是血液酸性的原因。酵素（酶）在体液呈弱碱性（pH7.35）时活性化程度最高，因此极大的压力下酵素（酶）的作用也只能被弱化。

持续的压力还是降低体温的另一个原因，因此会招来激素的不均衡，搅乱内分泌系统。为了使发生紊乱的人体正常化，酵素（酶）的功能必不可少，但雪上加霜的是体温下降了酵素（酶）压根无法活性化。从此代谢系统掉进恶性循环的泥潭中。

通过运动提高体温，但前提是要快快乐乐地锻炼。无论多么认真锻炼，若运动成为压力，健康的生活也会与我们相隔两岸。

还要注意避免登完山或打完高尔夫后三三五五一起喝酒吃饭。沉浸于酒池肉林中不用说运动的效果会打折，还会浪费巨量的酵素（酶）。

酒席上乱舞地高声谈话，争吵谩骂也是妨碍内心平安的要素。喝完酒很晚才回到家又会有老婆大人的婆婆嘴伺候。这也会使身心疲惫。

越是寂寞的人越是有为了消除压力而与他人交往的倾向。要铭记真正的平安来源于只属于自己的安静时间。"寂寞"与"孤独"截然不同。

寂寞是被动给予的，孤独是主动争取的。只有能够一个人待着的"勇气"才能击退寂寞的阴影。健康的人享受冥想的原因就在于此。为了节省酵素（酶）不仅是身体的温度，提高内心的温度也显得尤其重要。

小孩不会有脚气

到了夏天有很多人因脚气而苦恼。脚气是叫作白癣菌的霉菌寄生于皮肤而发生的病。因为没有先天性地携带白癣菌出生的人，所以可以说脚气是传染病。

但是即使有菌也未必得病。这和我们平时吸入的空气中含有霉菌、细菌、病毒等各种微生物但并不是所有人得病一个原理。

脚气菌喜欢温暖潮湿空气不流通的地方。人体中主要在脚上发病也是这个原因。那么热量多且脚上流汗多的小孩理应常患脚气，但为什么小孩不易患这种病呢？

不仅是脚气小孩可以对抗，对被归类为成人病的糖尿病、高血压、心肌梗死小孩的抵抗能力也强。衰老意味着酵素（酶）量减少，随着上年纪，代谢能力也会下降。

幼童酵素（酶）量多，新陈代谢能力旺盛，所以血液能良好地到达手尖和脚尖。因此皮肤细腻且酵素（酶）协助白细胞的活性化能轻易击退脚气菌。

这一切以幼童的基本体温高为前提。人类刚出生时，虽然体重只有3千克，但随着时间流逝会成为其10倍乃至数十倍。如此是因为随着细胞分裂，新陈代谢会旺盛地进行，所以幼童热量多。但是成长结束后成为大人体温会下降，暴露于各种疾病的威胁中。

以这样的事实为基础时，我们要摆脱脚气是单纯地由霉菌引发的病这种固有观念。脚气因为酵素（酶）的不足和其导致的代谢障碍而发生。治病不治根，光往皮肤上抹脚气药会因持续复发而头痛。

日本的石原结实博士曾说："体温下降一度免疫力减少30%，体温上升一度免疫力增强5～6倍。"因此我们身体的发热现象从某方面来讲是治疗疾病的动力。

天气热时会因脚气而苦恼，但天气干冷时会有叫干癣的皮肤病猖狂起来。干癣是因身体免疫体系瓦解生成的一种免疫疾患，是由于表皮细胞非正常地过剩增殖、皮肤交替周期缩短而发生的。

体温越是下降免疫体系的紊乱会越是加速，从全球范围来看，越是接近赤道的地方患者数量越是显著减少。但以纬度高的北极地区干癣的发生频度高。

即使不是干癣，到了冬天皮肤会皲裂，脸颊、嘴唇、手背的状态会尤其严重，随着皮肤变厚会受伤出血。

这些部位和其他身体部位相比有裸露在外部的共同点。长时间暴露在寒风中体温必然会下降。除寒冷的天气外，体温下降的原因有极度的压力、运动不足、空调的使用、摄取冰凉的食物、消化不良、过度的减肥等。现代人尤其要注意压力，生气时会有暂时性的热量上升，但是若不消解它并长时间维持这个状态，新陈代谢功能会弱化，身体会变凉。压力被称为万病的根源就是因为这样的原因。

我体内的暖炉——肌肉

心脏通过泵往全身传递血液，但可惜没有让血液流回心脏的功能。散播到全身的血液回到心脏需要另一个泵，它就是肌肉。

人体肌肉的三分之二分布于下肢，多走路腿部肌肉会发达，通过肌肉的舒缓与收缩运动可以使远离心脏的血液容易地回到起点。

最近下肢静脉曲张患者在增加。下肢静脉曲张是本应上流回到心脏的静脉血由于瓣膜功能的异常逆流而发生的疾患。肉眼来看时可以透视到血管或看到血管弯弯曲曲凸显出来，有时还会伴随疼痛和浮肿。

血管凸显是因为逆流或底流而延长的血管压迫周围的肌肉。因为不美观，所以大多实施外科手术，但只治疗表面是不可能完全康复的。

下肢静脉曲张作为代谢疾患最重要的是血液循环正常化。通过断食支援代谢活动的同时增加肌肉量来高效地泵出血液的话，不仅能防止血管的凸显，还能使已经凸显出来的血管渐渐凹进去。

通过肌肉运动增加肌肉量的话体内热量的消耗会增加。肌肉是人体具代表性的发热器官，它消耗体内相当部分（约60%）的热量。没有肌肉的人即使做有氧运动也不容易减肥，但肌肉多的人就算运动一小会儿脂肪细胞也会高效燃烧。

受到压力时血液会变成酸性并从骨骼夺来钙，但肌肉多的话这种事情会减少。因为肌肉会维持身体平衡。

拥有相同体重时，肌肉发达的人显得更瘦，这是因为肌肉与体脂肪的密度相差20%。就算是相同的身高，相同的体重，脂肪多会显得胖，肌肉多则显得瘦。拥有肌肉身材的人，体重往往比肉眼估计的多出2～5公斤。

而且肌肉量增多，基础代谢量会提高，成为即使吃饭吃个饱也不会长肥的体质。基础代谢量是就算我们不故意燃烧能量，身体为了维持生命而消耗的基础的能量。

基础代谢量减少的话，即使减肥也没有效果，结束断食会发生重新长肥的反弹现象。反弹现象是在没有减掉体脂肪的状态下只减掉了肌肉量时会发生的减肥的副作用。

为了防止反弹现象，要通过体内成分的检查与分析尝试体脂肪的有选择性地减量。无论是进行何种方式的减肥，不并行运动的话必然会导致肌肉量减少。并且为了使体内潜在酵素（酶）的活性度极大化要摄取酵素（酶）丰富的食品。酵素（酶）能有选择性地消除血液中的油垢，防止肌肉的减少。

　　与其花钱去健身俱乐部，还不如高高兴兴地步行。比起健身俱乐部无聊的运动，一边享受新鲜空气和温暖的阳光，一边每天步行10000 步左右对身体更加有益。步行中会自动进入冥想的状态，会有生活的智慧与想法在脑内灵光一闪。

亨伯子女众多的原因

低出生率成为国际难题。有些夫妇故意不生育子女，但也有些夫妇因为不孕而无法养育后代。根据计划不生孩子倒不成问题，但也有即使发自内心地想要孩子也无法怀孕的令人遗憾的情况。

环视周围，有很多想要生孩子但无法如意地怀孕并分娩的夫妇。若连只生下一个孩子而怀不上第二胎的情况也包括在内的话，可孕人口当中约有 30% 属于不孕。

男方是不孕的原因可能是精子数目减少、精子运动弱。女方则可能有排卵障碍、输卵管狭窄等情况。最近，年过不惑才结婚的人不在少数，且在要忙于养育孩子的年龄因为阳痿或没有性欲本身而过着无性生活的人生的夫妇也比较常见。

起码知道原因的话还会有治疗方法被发明出来从而重拾希望，但是有很多夫妇双方都没有问题但就是怀不上孕的莫名其妙的不孕症状。甚至有观点认为不孕症状中的 30% 左右无法查明原因。

在过去即使吃得少，家家基本上也养育有十个左右的子女。善良但是贫穷且无能的亨伯也子女多得令人心惊。

同一对兄弟为什么富裕的农伯没有子女，贫穷的亨伯却子女满堂呢？是不是贫穷子女反而多呢？

从外部施加的物理威胁是提高人体生命力的钥匙。茫茫沙海中长出的石榴味道甜美，也是因为为了在恶劣的环境中留下后代，大自然发挥了其最大的力量。

培育花草时也会经历相似的现象。常浇水的花草只会枝繁叶茂，但每当到了快枯萎的时候才浇水的花草，即使叶子寒酸，到最后也能绽放出极为艳丽夺目的鲜花。

人类诞生以来，不孕症状从没有如此猖獗过。这是不是需要为生存努力的执着变弱的缘故呢？

不孕症状蔓延的另一个原因是酵素（酶）的枯竭。没有钱买肉吃的亨伯迫不得已地吃以生蔬菜为主的饮食，因为进行了素食为主的饮食，所以在酵素（酶）的摄取方面比吃肉食的兄长农伯更有利。体内的酵素（酶）充分，新陈代谢旺盛，性功能发达，受胎能力也能提高。

艾德华·贺威尔博士曾说过人类耗尽从父母那里继承的酵素（酶）时会死亡，这意味着穷尽上天给予的寿命。那么如果说个人与生俱来的酵素（酶）量是一定的，人体就无法生产多余的酵素（酶）吗？

针对这个问题，学者们进行了长时间的研究。研究结果显示人类虽然从父母那里继承一定量的酵素（酶）但根据如何维持其储藏量健康也会改变。想象一下一个人从父母那里继承遗产，从富裕的父母那里继承得多而从贫穷的父母那里继承得少。

先天性的健康意味着从父母那里继承的酵素（酶）很多。这种人即使误食毒素酵素（酶）也会立即将其分解掉，所以身体不会有大碍。但从父母继承的酵素（酶）少的人就算误食微量毒素也会身缠恶疾。

节省父母留下来的遗产的方法有两种。一个是经过头脑思考的理智消费，另一个是以防花光钱财而勤劳地存款。

无论继承了多少遗产，根据管理方法的不同人生会不同程度地跌宕起伏，即使拥有堆积成山的金钱，若挥金如土，马上会花光所有的钱财而流落街头，若省吃俭用就可以安心地生活。

健康也是如此。我们为健康过节省酵素（酶）的生活的同时，还要在闲暇空隙提高人体内酵素（酶）的储藏量。提高体内酵素（酶）的储藏量的方法也有以下两种。一个是吃生食，另一个是摄取复合活性酵素。

无论是草食动物还是肉食动物，所有活着运动的动物都吃生的。即通过生吃摄取自然界存在的酵素（酶）来磨砺生存的磐石。

在地球上吃熟食的存在只有人类。烹饪食材料有味道会变佳，口感会顺口，由于水分蒸发整体量会减少，所以有一下能吃很多量的长处。但在这长处背后有无法摄取酵素（酶）这一弱点埋伏。因为酵素（酶）有加热易分解的性质。

想要增加酵素（酶）的摄取要尽量生食。吃下没有弄熟的蔬菜与水果能获取人体活动必要的基本的酵素（酶）。

当然这也有问题。与过去不同，随着植物的栽培方式与环境的变化，自然界包含的酵素（酶）的含有量在逐渐减少。要通过补充剂摄取酵素（酶）就是因为这样的原因。

孕妇要大量摄取酵素（酶）来遗传给肚子里的胎儿尽量多的酵素（酶），但也有为了胎儿而要注意的几点。现在我们使用的生活用品含有大量的化学合成物质。

牙齿充填济（汞合金）、干电池、杀虫剂、油漆、建筑质材、医药品、尾气、各种塑料产品、玩具、化妆品、香水、生水等，没有一个不添加化学合成物质的。水银等重金属会首先攻击大脑与神经系统，所以成为胎儿出生时引发自闭症的原因。

为了避开这样的危险怀孕期间要什么都不碰？什么都不吃？但现实中难以做到。所以要大量摄取酵素（酶）来依靠酵素（酶）的排毒功能。

针对要生产的母亲除酵素（酶）的摄取外还有一点是必需的，那就是爱。得到丈夫疼爱的产妇血液会呈弱碱性，对病原菌的抵抗力增强，酵素（酶）的作用活跃，易于把有害物质排出体外。幸福感能给产妇献上健康，更进一步成为分娩健康婴儿的最基本的前提。

不要轻易往浴缸里放入玫瑰花瓣

半身浴的风潮过去没多久，足浴开始风靡。不像半身浴一样繁琐，同时拥有不亚于它的健康促进效果，所以作为半身浴的替代品，足浴在逐渐传播。

脚在身体健康中占据极为重要的比重，以至于被称为人体的缩小版本。脚掌上有整个人体的反射区，且右脚和左脚的反应区稍微不同。查看右脚掌有大脑、脑下垂体、三叉神经、鼻、颈、眼、耳、肩膀、甲状腺、肺、胃、十二指肠、肝脏、胆囊、神经束、肾脏、膀胱、盲肠、大肠、卵巢、睾丸等。左脚与右脚相似，但附加有脾脏、心脏、肛门、直肠、小肠的反射区。

有个词叫头寒足热，意味着健康的人头脑凉快、脚掌温暖。人体的缩小版脚凉的话整个人体会变凉，酵素（酶）的活性度会下降。因此会成为易患上鼻炎、失眠症、腹泻、便秘、生理痛、慢性疲劳、不孕、脚气等各种疾患的状态。这进一步恶化会发展为高血压、糖尿病、癌症等慢性代谢疾患。

脚是所有经穴集中的场所，负责把从心脏流淌下来的血液再泵回心脏。把脚称为"第二个心脏"也是这个原因。这时脚冰凉的话，要循环全身的血液与体液会长时间滞留在脚中，引起浮肿。享受足浴不但脚连整个身体会变暖，狭窄的血管会扩张，促进停滞在脚末端的血流流淌。

通过足浴，体温上升，会排出汗液，有把体内废物排出体外的效果。新陈代谢旺盛，大脑紧张感会消失，交感神经会活性化，整个身体进入放松的状态。不但抑郁症会消失，还有助于睡眠。

为了使身体暖和平时要避开凉食、空调和过度的野外活动等，并在外出回到家时试着把脚泡在暖水中。足浴时，比体温高的 42℃左右的温水比较适合，且最好泡 20 分钟左右。比起整个腿泡在水中，最好让水面差不多在脚踝的高度。

这时万万不能为了心情转换而往水缸放入玫瑰花瓣或菊花瓣。沐浴时也当然要小心，玫瑰与菊花是无数的花种中最容易招引虫子的花种。

玫瑰果实与菊花原本含有大量对人体有益的成分，以至于被当作药物使用。飞虫们也知道这一事实，所以往玫瑰与菊花聚集。因为这样的原因，在栽培过程中会不可避免地使用大量农药，连这个事实都不知道，就在放入玫瑰花瓣的浴缸足浴，无疑是自己找上门来吸收毒素。

虽然说足浴好，但它并不是适合每一个人。如同过度运动会损害糖尿病病人的健康一样，足浴也对糖尿病患者有害。因为体温上升，血压也会一同上升，新闻中经常报道高血压患者在桑拿房中猝死的事故，那是因为体温过度上升。

　　无论是半身浴还是足浴，各种沐浴结束后都要充分补充水分和盐分，通过汗液排出的体液量并不少。精制盐绝对不行，最好合着日晒盐多次少量地饮用温暖的发酵茶。

得到新生的表妹

我的表妹英爱在 33 岁芳龄就患上了糖尿病，当时并不像现在一样网络发达，所以对糖尿病了解得并不多且没有人具体说明。

所以表妹相信照医生所说的做就能康复。当时医生说："金英爱女士只要佩戴胰岛素泵让胰脏休息一段时间就能再康复。"

表妹相信了那句话并照医生所说的做了。在腹部佩戴胰岛素泵后通过针管使胰岛素流入体内。她就这样度过了长达 12 年的时间。但是被告知马上就能治愈的糖尿病并没有退去，反而胰岛素的投用量在逐渐增加。

从几年前开始就连糖数值的调整也无法正常进行。那已经是在乙型（2 型）糖尿病恶化为甲型（1 型）糖尿病之后。因此表妹东奔西走访问各家医院，接受各种处方并使用各种胰岛素，但不顾这些努力，血糖跌宕起伏波动范围从 200 到 500mg/dl。雪上加霜并发症找上了门来。

每天投用超过 170 单位胰岛素让她全身变黄，为了使身体好转些做拔罐，但因此各处长出了水疱，脓液不断留下来，不久就变成了疙瘩。

并且变得黑乎乎的牙龈也流出了脓液，导致无法进食。去牙科说是糖尿病所以无从下手，光说了句用手把脓液挤出来。因为连消化都做不到，所以一吃饭就会抱着肚子满地滚，由于糖尿性便秘多次试图灌肠。

她向我诉说无论怎么吃药也做不到糖调节，所以一直处于疲劳的状态，做家务实在是太累，做到一半而抱着抹布号啕大哭也不是一两天的事。

后来听说这个事后我给她打了两三次电话。"用复合活性酵素摆脱糖尿病、高血压的人很多，所以有空来一趟我的办公室。"

但是表妹并不相信我这个表哥的话。"健康食品都八九不离十，而且最近我没钱。"

虽然钱也是个问题，但是心想这孩子对健康食品有偏见。就像这社会即使有多黑暗也不光有坏人一样，就算是健康食品也不用总是持警惕的态度。

有一天下起了毛毛细雨，我倏然想起了表妹。我突然觉得这次我再见不到她，下次再想见到她时她已经不在人世了。

20 年前我开始事业时，作为公司经理处理各种麻烦的事，当时后援我的就是表妹。我认为这次该我来帮助她了，并一心想拯救在生死线徘徊的表妹。

"就算我把这个卖给你这对我有什么好处呢？不像当时一样，表哥我现在有经济余力。我只是真心想帮助你。希望你能了解表哥我的真心。你当日来，别想着回家，在我家住一夜，好好谈谈。"

就这样被赶到死亡的悬崖上的表妹来找了我。打开门进来的表妹的样子实在是惨不忍睹。如同从棺材里走出来的行尸走肉。

从那天起我就如瓢泼般给表妹提供酵素（酶）。一般来言酵素（酶）食一天摄取三次左右，但对表妹我甚至让她一天摄取五次。

"就算多累也要每周到公司接受教育并确立信心坚持食用。比起机械地吃，心怀信心食用效果会更快。"

结果和大家预料的一样。

一周后和妹夫一起来的表妹的健康状态发生了巨变。脸色充满朝气，全身生机勃勃。在摄取复合活性酵素（酶）3 个月后通过泵投用的胰岛素的量从 170 单位下降到了其四分之一水平的 36 单位，且在五个月后摘掉了泵用注射，能够放心大胆地洗澡了。

过去 8 个月后，现在她只在投用约 18 单位。消化不良和便秘等症状在一周内已经消失，牙龈也康复，不再有脓液流出，做拔罐时发生的伤口也都愈合了。

最近体力好到能够一口气登上稚岳山高屯峙顶峰再走下来。就连 14 层公寓的阶梯也能脸不红心不跳就爬上去。

更让人高兴的是，从二十来岁就受痼疾腰椎间盘突出病折磨而无法站立一个小时以上的妹夫，通过摄取复合活性酵素（酶）能够步行六个小时也不说一句诉苦的话。通过人体净化，煎熬了 20 年的椎间盘突出症治愈了。

"在知道原理之前我还以为是毒品呢。"

我还清清楚楚地记得表妹羞涩地笑着所说的话。表妹一家由于治疗费用曾经历一时的经济困难，但随着这个问题消失开始了新的事业并拥有一定的经济结余。两全其美这一谚语用在这种情况恰到好处。

健康改变四柱八字

　　人体净化的基本是排空与补充。排空的起始点是"断食"。断食与睡眠的原理相似，即故意不给身体活干。若人体能从最重的劳动消化解放出来，从那时起自己治愈力开始高效地发挥。这期间人体能专心致志地扫净废物、治愈受伤部位、重建健康细胞。

Chapter 05 健康改变四柱八字

找回健康，逆袭人生

刘顺女士是拥有积极性格的白领。口才好，善于倾听，笑脸常开，擅长与他人打交道。但是刘顺女士并不是一开始就这样的。

刘顺女士曾是个子矮小（159 厘米）却重达 80 公斤的得到过度肥胖诊断而失意的平凡主妇。本来就因为风湿与肩周炎的双重折磨而心情抑郁，再雪上加霜两个孩子也因特应性皮炎、鼻炎和哮喘而痛苦。

出于宁愿自己受苦也不想让孩子们继续遭罪的良苦用心，她曾让两个子女参加了利用复合活性酵素的人体净化项目。看到仅仅十天孩子们的脸就恢复得一干二净的刘顺女士决心自己也参与这个计划。

2010 年 3 月 20 日，38 岁，体重 80 千克。刘顺女士把再也不要回到的自己肥胖的样子留在了照片里，并进入了人体净化项目。刘顺女士的治愈过程并不是一帆风顺的，不用说由于酵素（酶）餐饥饿难忍，当毒素排出体外时发生的好转反应过于痛苦以至于辗转反侧，难以成眠。

膝盖疼痛交加仿佛要断裂，脸颊发热并变得红彤彤的，肩膀、手、颈、眼、下颚无一例外地酸痛。原本好转反应就是身体状态越差越剧烈，可知刘顺女士的健康状态超过想象。

但是如此折磨肉体的好转反应随着时间流逝而退去，而且在人体净化过去一个月后，刘顺女士发现体重竟减少了 12 公斤。不仅如此，风湿、失眠症、抑郁症、肩周炎也一并消失了。就这样进行了两个多月减掉了整整 20 公斤，体脂肪减少了 13 公斤。此后三年过去了，没有发生反弹现象，刘顺女士仍然保持着苗条的身材。

刘顺女士对每一个自己遇到的人都传播复合活性酵素的益处。张嘴就炫耀酵素（酶），炫耀健康，以至于别人请求她适可而止。刘顺女士就是有如此无法掩盖自己重获新生的幸福。

危机就是机会这句话就是用在刘顺女士身上的。一开始就健康最好不过，但事实并非如此。但是当挣扎于绝望的深渊时，刘顺女士紧握住了逆袭人生的机会，现在作为成功白领在风姿飒爽地过社会生活。

刘顺女士对自己过去的样子从不觉得丢脸，并公然把它登载在博客上。看到这张过去的照片的人都不断疑问是否是本人。

刘顺女士是在最糟糕的状况尝到最甜的果实的幸运子。现在这一时刻也有因各种疾患与肥胖而失意的人们。绝望尚早，机会尚存。

拯救我的身体要花几天

　　我们的身体在不断努力地维持健康。其中一个就是杀死老旧细胞（细胞自杀）并构建新的细胞。现在这一时刻我们的身体也在反复细胞自杀与诞生。多达 60 兆 ~ 100 兆个的细胞想要交替为新的，根据年龄与身体器官需要 1 天到 2 年的时间。作为参考，红细胞需要 4 个月。

　　这期间进行积极主动的人体净化能丢弃过去老旧的身体并得到新生。高血压、特应性皮炎等慢性疾患经过 4 个月也能大部分治愈。

　　根据状态治愈糖尿病、心脏病、癌症等难治性疾病需要 1 ~ 2 年的持续治愈过程。

　　从老朽病态到强身健体，从肥大的躯体到苗条的身材，从下垂到充满弹性只需 4 个月，着实让人为人体的自己治愈力而叹服。说长也长，但考虑将来健康的人生，4 个月是极短的时间。当每个人被问及给他一生的健康作为代价，牺牲 4 个月的话，谁都会满口答应。

人体净化的基本是排空与补充。排空的起始点是"断食"。断食与睡眠的原理相似，即故意不给身体活干。

若人体能从繁重的劳动"消化"中得到解放，那从那时起自己治愈力开始高效地发挥。这期间人体能专心致志地扫净废物、治愈受伤部位、重建健康细胞。

并且一定期间不摄取食物的话，人体会燃烧自己所拥有的来获取能量。断食被称为"不用动刀的手术"也是因为在自我消化的极点分解老旧细胞、凋亡细胞、炎症、肿瘤、脓液、憩室等。

最短的"短期人体净化"需要2～6天的时间，只要在这期间断食也能使脑波安定下来，失眠症和压力性皮肤病等会消失。

"中期人体净化"需要7～20天。这段时间过去后血压会下降，特应性皮炎会消失，人体的慢性疾患开始恢复，因为这是血液净化的期间。

"长期人体净化"会花费3周到4个月的时间。这是血液净化和细胞堆积毒素的排出共同作用的期间。细胞内累积的中性脂肪、银屑病菌、真菌、细菌、病毒等各种垃圾会排出体外。

就算人体净化结束了也不能回到过去无节制的生活中去。身体恢复需要长达4个月，但毁掉身体可能1个月也不用。人体净化结束后要以易消化的食品为主，进食糙米粥比一般大米粥更好一些。糙米能补充人体净化期间没有摄取的一部分营养素与矿物质等。蔬菜要细嚼慢咽地生吃，且要满足于不给胃施加负担的少量摄取。

就这样过几天再回到过去普通的进餐方式也无妨。从这时起要避开所有含有化学添加物的加工食品和削去营养素的精制食品。

补充与排空一样重要。进食要遵循水果连果皮吃，蔬菜连根吃的原则，预防暴饮暴食，药物尽可能不要服用。

复合活性酵素的奇迹

在六个兄弟姐妹中作为老小出生时母亲因为高龄而不能哺乳。不仅上了年纪还因家庭条件困难而没能吃饱饭使哺乳更加艰难。母亲用外祖母家送来的白米蒸糕煮粥来代替母乳喂我吃。

不但生下来时就体型幼小而且连母乳都没能喝到，所以我从小就很病弱。而且过度敏感的神经致使一直有胃肠病陪伴我童年左右。我可是吃过韩国销售的所有胃肠药的人，因此我一时梦想成为医生。所以经常一有机会就遍览有关健康与医学的书籍。

在大学攻读了电子材料工学，到社会担当电子产品出口业务时我通过偶然的机会开始了健康相关事业。

我从事于酵素（酶）产业，关于酵素（酶）的优越性比谁都清楚，但是无法否认其大众的认知方面存在问题。酵素（酶）因为它的产品特性，需要服用 $3 \sim 4$ 个月才会出现体质改善的效果，但是这个时间太长了。特别是在肥胖症治疗上，消费者不够有耐心，希望这个问题必须马上得到解决。

在关于它的学习过程中我想不能只用肥胖症这一特定观点来试图认识和解决肥胖症。

最终得出了"肥胖症是血液污染与营养不协调的恶果"这一结论。开发了通过复合活性酶的人体净化项目。

我最初只是抱着更快地改善体质解决肥胖症的目标来研究的，歪打正着地治愈了高血压与糖尿病。

事实上肥胖症、高血压、糖尿病的治疗并不是什么值得惊讶的事情。临终的人突然复活，失眠症消失，个子长高，就连恐慌障碍、抑郁症、椎间盘突出症、肾脏病、心脏病、癌症都治好了，这些奇迹就是这样在眼皮底下发生了。

现实生活中如此戏剧性的事件，即使亲眼所见也忍不住不敢相信。只能感叹人体恢复能力的伟大。

我所亲历的最具戏剧性的事件，是拯救了临终母亲的政熙女士的故事。

政熙女士同时兼顾职场生活与家务，患有慢性疲劳综合征。但是通过认识的人介绍的复合活性酶不仅把慢性疲劳，就连痼疾肥胖症都一干二净地治愈了。

某一天在教会祈祷的她想起了母亲。当时政熙女士的母亲由于糖尿病并发症在首尔的某家大学医院住院治疗过程中被诊断为没有希望而被送回到家里。母亲在毫无意识的状态下住在疗养医院里等待死神的到来。

政熙女士在祈祷时想到让母亲吃复合活性酵素。心想如果不那么做作为女儿会心留遗憾。政熙女士径直赶向医院。

那一天母亲正好上了厕所，在无法进食的状态下还排出了大量的便。那是在临终时才排出的胎便，死亡便。排出胎便意味着即将死去。在死亡前人类就是这样净化身体后再离去。

因为身体内的废物都涌出来了所以恶臭扑鼻。政熙女士和看护一起清除大便并洗净母亲的身体花了一个多小时。想给没有意识的老人洗身体十分困难，洗完身体并给她穿上衣服后，政熙女士对着母亲的耳朵大声呼喊道。

"妈，我是你大女儿政熙，我拿来了吃下就能活命的东西。吃下它后重新活过来的人很多。所以妈，看护喂你你一定要吞下去！"

就这样政熙女士对一个无法听见的人含泪高声自言自语。把复合活性酵素用清水混稀后打开母亲的嘴强制送了进去。然后嘱咐看护说："像我这样做。只要不时地像喂粥一样喂她就行。"

拜托看护精心照顾后递给了含有现金的信封，然后作为老大向弟弟妹妹们通知了这一消息。"发生什么事情都由我来负责，所以不要妨碍看护所做的事情。这是作为女儿献上的最后一份礼物。"

进行这样的安排后政熙女士回到了家中，并在翌日清晨与看护通话后得知母亲心甘情愿地吃下了。再过十天后政熙女士再次来到医院并差一点被惊倒。

徘徊在生死线上的母亲意识十分清醒地回来了。不但认出了女儿还开口说了话。政熙女士过于感激抱着母亲啜泣。"妈，这是怎么了？"

母亲说："两年前逝世的你首阳大妈（照看大女儿的人）带我到了某个地方。两个人走在平原上有一个清澈的小水潭映入眼帘。首阳大妈用水瓢舀起水递给我。喝完它再眺望前方看见平原的那一方长有绿油油的艾草。我抓住首阳大妈说'我们一起拔点艾草回去吧'，但首阳大妈说：'没时间拔艾草回去了，快回家吧。我还要去别的地方。'就这样我想回家的时候眼睛就不知不觉睁开了。"

听到这样的故事怎能相信呢？实在是难以置信的事情，但这是真实发生的。这样的事情在四周不断地发生着，让我的内心更加急迫，想要尽早宣扬这一奇迹，我发疯似地到处演讲。

我虽然进行了很多以一般人为对象的演讲，但主要以药师、医师为重点宣传。因为有专门职业所特有的扩散效果。

到现在为止，我进行了250多次针对药师和350多次针对医师的讲义，并为各地区的宗教团体演讲。以此为契机成立的组织就是国际酵素（酶）解毒学会。

以医师及酵素（酶）相关产业为主体构建的这个组织，进行为了酵素（酶）食品的再次革新而提出新的议题并讨论研究的工作。从去年起扩大了活动范围并改名为大韩发酵解毒学会，为了酵素（酶）食品的制度化与周边扩散而付出多方面的努力。

这里有起死回生的方法，而且我知道这一方法。同时有超过 10 万人体验了它。怎么能不把这一消息告诉大众呢？

复合活性酵素走出韩国的第一个国家，日本

郑代表从十年前就是复合活性酵素的粉丝，当时从事与日本的贸易业务。郑代表与日本产业家铃木社长打完高尔夫后作为礼物递过去了一箱酵素（酶）。

"这是对便秘和皮肤美容有特效的产品，您尝一尝。"

铃木社长得知它有益于皮肤美容，于是就把它让给了江角小姐，这就是事情的开端。

二十多岁充满活力的姑娘江角小姐曾是一周难以排一次便的严重的便秘患者，但吃下这个产品后惊人地发现能爽快地每天排便。江角小姐把这一事实在公司里到处宣扬，因此其他员工纷纷恳求铃木社长给自己一份。

那个产品就是复合活性酵素，郑代表把这个故事告诉了既是他旧交同事也是我公司本部长的李浩成，由此正式开拓了日本出口的道路，可以说是不可思议的偶然的连续。随着日本本地的反应火热

起来，我们为了扩大事业，在日本全境设立了分公司，并委任郑代表担任事业代表。

回望过去，日本对我来言是个具特殊意义的国家，过去在某企业工作时，曾以日本为对象进行电子产品出口业务。但是日本顾客甚是挑剔，即使是那么精致的产品也每次要求退货。不是完美的就没人要的国家就是日本。

即使是老早就决心把复合活性酵素传播到全世界的我也把日本视作最后一个要登上的高峰，因为我在日本人的彻头彻尾精神面前稍有紧张迟疑。日本不仅在酵素（酶）的研究领域领先于韩国，算上专门研究开发纳豆的研究所在内，各种酵素（酶）研究所有韩国的百倍之多。在这样的日本我们的酵素（酶）得到认可这怎能不让人感慨万分。

最有成就感的瞬间是日本人们通过私人方式给我递来感谢信，通过出口产品和在现场演讲有了些脸熟的顾客。这些顾客们用书信寄来通过复合活性酵素便秘治好了、生理痛消失了、青春痘消失了、慢性疾患得到改善等消息。

无论是心怀感谢的生活多么得到一般化的日本人，把亲自制成的卡片与信纸寄到海外这一行动无疑是充满了诚意的，且它深深地打动了我。如此用自己国家的酵素（酶）无法体验的奇迹现在在日本全境发生。

在泰国，复合活性酵素（酶）的人气也不亚于日本。与泰国的缘分也是不经意间自然而然地结成的。使用我们产品后得到满意的效果的人把它介绍给了泰国企业家，但正式开始出口是因为一位泰国女性。

这位女士因为从小患有的皮肤病而万分痛苦，服用各种药物超过 10 年，但伤口溃烂产生脓液的症状没有好转。看似癞病的这个病对泰国的某化学工厂工作人员是常见的职业病。过去在我国化学原料生产线上工作的人员也常常患上这样的皮肤病。

这位女士摄取复合活性酵素一个月后，过去的症状完全消失，找回了正常的皮肤。因为是用任何药物与吊瓶都无法治疗的病，所以对他们来言这简直就是奇迹。

不光是这位女士，随着相似的体验事例陆续出现，泰国轰动了。人们争相要求产品到泰国销售。

若泰国是从下往上的扩散，那么在美国是从上往下的扩散。在美国通过韩医师等专家宣传复合活性酵素。现在美国虽然依靠现代医学的比重较高，但期待在不久的将来会向传统医学打开心扉。此外为了对中国、俄罗斯、新加坡、马来西亚、欧盟等的出口商谈与许可手续正在进行中。

超过 10 万件的国内体验案例证明，产品的竞争力这一事实我对它深信不疑。不止步于复合活性酵素的出口，进一步派遣韩医师与医院到世界各地，使全球医学旅程成功进行是我的梦想。如同 kpop 征服了世界一样，在医疗界也能引发第二个韩流。

我的另一个梦想是外国人到韩国治疗慢性疾患，韩国卓越的传统文化与附着有发酵科学的传统医学相结合的话，我坚信它能成为世界顶尖的商品。

现在我在山清水秀的洪川设立并运营着疗养镇，我相信将来这个系统会成为显著地缩短慢性疾患治疗时间的有效方法。

目清耳明

经过几天连续的加班，回到家的金明先生由于累积的疲劳晕倒似地睡着了。翌日清晨起来时，金明先生感觉到眼前朦朦胧胧地看不清事物。一开始认为休息几天就好，但随着时间流逝眼睛渐渐看不见了。找到医院时医生说角膜发生了异常并推荐了移植手术。

"您还年轻，只要成功移植很快就会恢复。"

就这样金明先生接受了角膜移植手术。但是眼睛不但没有恢复还发生了排异反应，被迫进行了第二次手术。金明先生共接受了5次手术，并经历了手术伴随的痛苦，依赖于滴眼药、人工泪、甾族化合物类固醇、消炎剂、抗生素一天一天挺下去。他曾处于左眼完全失明，右眼只能看清一点的状态。要再次接受角膜移植，但因为身体早已被践踏得破破烂烂，没有接受手术的气力。

作为坚定的基督教信奉者，他在祈祷的过程中得以与复合活性酵素接触，开始酵素（酶）餐不久，随着炎症反应的消失，戒掉了所有的药物，而且从穿 S 号的衣服的瘦弱身材回到了 M 号衣服的身材，身体状态大大恢复。

虽然左眼已经失去了视力，但是右眼没有必要再接受角膜移植，因为曾被诊断为毫无希望的右眼奇迹般地恢复了视力，并能用一只眼睛生活了。

能看见前方让他所有的担忧消失了，失眠症也不再复发，进餐也很顺利。金明先生只是为过去他曾花在医院的钱和自己所经受的痛苦感到遗憾。现在金明先生在全州用健康的身体参与社会活动。

在我去光州演讲的时候，曾在某汽车公司上班的一位先生向我要求了健康咨询。这位先生由于脑梗死半身不遂，而且在咨询过程中坐在他旁边的女士老是做出奇怪的表情，不是眨眼而是为了抬起闭上的眼皮而用力。

"大婶您怎么了？"我出于担心问道。原来她是这位先生的夫人，从两年前就患有闭上眼就难以睁开眼的奇怪的症状。

丈夫仔细地说明道："闭上一次眼想抬起眼皮需要超过 30 秒的时间。一开始只需要 5 秒，渐渐地延长为 15 秒、20 秒，现在要花 30 秒才能睁开眼。"

这个症状真是奇特，这位先生说为了治疗夫人的病自己从首尔到釜山没有一间医院没去过，有空就驾车绕遍全国接受各种治疗。即使这样病也没有治好，反而由于压力丈夫患上了脑梗死。我深深地叹了一口气。

"两个人一起来食用复合活性酵素进行人体净化项目吧。"

就这样夫人跟着丈夫来了后一同实施了人体净化。15天过去了，从那边的连锁店社长传来了消息。"副会长先生，都治好了。两位都治好了。丈夫能走路了，大妈不到十天就能正常地睁开眼了。"

这不是奇迹是什么。

复合活性酵素不仅能使目清还能使耳明。

度过了长达四十年的无声岁月找回听力的主人公就是住在庆州的奶奶。年近古稀的这位奶奶一开始想治疗由于肥胖症而患上的高血压。但是由于听力低下，无论多么大声地说明总是回问相同的问题。

听说她过去嫁出去后长时间服用狗烧酒（韩国的一种补酒）作为补药。生儿育女的过程中突然有一天耳朵失去了听力。一开始声音听起来很小，但渐渐越来越听不见，到最后恶化为大声呼喊也难以听见的程度。当时奶奶一次也没有听过孙子的声音。

最初为了降低血压参加了人体净化项目，大概是过了两个月左右，把这位奶奶介绍给我的人打来了电话。

"好消息。那个奶奶能听见声音了！"

"你说因为高血压而找来的那位吗？"

"对，血压降了耳朵也能听见了。"

其实我并没有预料到听力能恢复。认为听力是天生的问题。因为这件事我认识到大部分失去听力的人是人体污染导致的。环视周围，有很多听力不好的老人，与其把它视为单纯的老化现象，还不如尝试一下人体净化怎么样。

人体净化后，奶奶在 40 年岁月过去后才听到了鸟鸣。鸟鸣是如此的动听，以至于让她流下了两行热泪。摆脱束缚自己整整 40 个春秋的沉默无声的监狱后再与世界邂逅时，奶奶的心情会有多好呢。

想减肥的人，想增肥的人

东源先生天生就是容易长胖的体质，而且年轻时就开始腹部肥胖。长时间服用血压药，雪上加霜的是由于遭受很久的甲状腺功能低下症连续地服用了 13 年的药物。

当时东源先生在中国工作，每两三个月就回国接受治疗，并重复着前一周去抽血下一周去看检查结果的生活，其繁琐程度无法用语言表达。

这样受苦的时候去看在九老的某大学医院的检查结果时，通过认识的人的介绍，参与了关于人体净化项目的健康研讨会。研讨会结束后不禁感叹："啊！这么简单的事情我到现在才明白。"并立即开始摄取复合活性酵素。

摄取了大约一个月，腰围从 40 英寸（102 厘米）减到了 34 英寸（86 厘米）。整整减少了 6 英寸（16 厘米）。因此迫不得已地重新购买了所有的衣物，但是光是戒掉了药物的钱就已经节约了超过购买衣服的钱。40天过去了，去医院检查的结果血压不但变回正常，就连甲状腺功能低下症也得到了康复。

东源先生的夫人美罗女士生下孩子后体重增加了17公斤。以前苗条到能穿S号的身材臃肿到连XL号也穿不上。肾脏功能也一同恶化，喝下水后不能及时排出，身体浮肿。

因此她连水都无法放心大胆地喝。而且在剖腹产手术中进行了全身麻醉后喉咙中总是有痰，岁月流逝也没有改善。美罗女士看见丈夫身体恢复后本人也实施了人体净化，并成功减到了自己所希望的体重，找回了自己原本的体型，从困扰她的所有症状中得到解放。

恩静女士本来就是虚弱的体质，且由于一直伴随左右的心脏病没能过上平凡的校园生活。体育课坐在教室里隔着窗户旁观朋友们玩耍的样子，就连春游秋游也没去过一次。23岁结婚并怀上了婴儿，但由于妊娠贫血经受了痛苦的怀孕期间，出产后还遭受了头痛。

虽然去医院接受了检查，但因为治疗困难，医生只说了句随它去吧。就这样到了29岁时过早患上了中风，幸亏发现及时，避免了半身不遂的命运，但在治疗过程中口眼歪斜致使她再次接受医院治疗。

接受医院治疗的途中，恩静女士再一次遭受了巨大的挫折，心绞痛不请自来了，从此开始服用心脏药。但不止如此，又一次患上了中风。虽然奇迹般地起死回生了，但由于长时间的服药，胃肠早已遭受了毁灭性打击。

因为胃痛无法正常进食使她一直处于贫血状态，并由于腹痛找去医院后得到了子宫内有多达 12 个肉肿的诊断结果，最终决定去铁原疗养。

满身疮痍的恩静女士精神荒废，以至于连自己的名字都快记不清了，当时恩静女士瘦到体重连 40 公斤都不到。

"刮风说不定会被吹走你，还不如往身上栓个石头吧。"经常有人这样跟她开玩笑，每当听到这样的话，她本人也许会心如刀绞吧。

恩静女士接触到复合活性酵素是在开始疗养后的第 4 个年头。喝了发酵茶，头痛渐渐消失，贫血也得到改善。心想这是怎么回事？于是就继续了人体净化，胃肠病逐渐好转让恩静女士得以在这几年来头一次进食。

现在她长了不少体重，体重超过了 50 公斤。恩静女士别无他愿："我只是感激于能认清眼前的人，吃得了饭，用自己的双腿走路而已。"

现在恩静女士与我们结成朋友，在江原道洪川，山清水秀的地方运营疗养。

"我不贪心于别的，只想为健康的人而活。"

如此人体净化不仅能治疗肥胖症，还能让由于营养状态不良而身体异常得瘦弱的人长肉，若一一列举，这样戏剧性的奇迹事例一千零一夜也说不完。

远离医院的女士，拯救了女儿未来的父亲

现年 63 岁的淑熙女士在 30 岁出头接受了剖开子宫的手术，据当时执行手术的医生所说，子宫过于坚硬以至于镊子都进不去。记不清准确的病名，但我看应该是良性肿瘤或是子宫内膜增厚。

接受子宫手术过去没有几年，淑熙女士再次接受了摘除胆囊的手术，听说胆囊内部充满了结石。年纪轻轻就开了一次腹就已经是极大的痛苦了，但结果要再开一次，让淑熙女士绝望到生不如死。

灾难并不止步，淑熙女士由于椎间盘突出症再次接受了手术，又由于慢性鼻炎接受了鼻子手术。后来频繁的手术导致脸部肌肉麻痹，并不知是因为鼻子手术还是其他原因，耳朵底下长出了鸡蛋大小的肉瘤，蹂躏淑熙女士的不光有频繁的手术。

听说想要摆脱慢性疾患需要减肥，于是接受了除去腹部脂肪的手术，并由于肩膀下塌接受了骨骼注射。再后来出现了中指、无名指伸不开的症状。过人行道时走到一半腿就无法前行，由于感觉马

上就要前倾倒下，头都不敢低。

在炎热的夏天因为脚凉要穿上好几双袜子，不用说空调，连风扇也不敢吹一下。无论怎么光顾医院，症状也没有好转，于是这次去韩医院接受针灸治疗。

在腰上扎了 80 针，头上 50 针，此外全身各处各扎了 10 针，但身体毫无恢复的迹象。就这样各种疾病缠身、满身疮痍时，淑熙女士女士终于遇见了复合活性酵素。

此后的事情就如大家所知道的一样。摄取复合活性酵素仅仅十天，困扰了淑熙女士的症状——开始消失，并在结束了 1 个月的计划时淑熙女士所忍受的症状几乎全部都消失了。

手指能伸开，耳朵底下挂着的鸡蛋大小的肉瘤也消失了，体重也减掉了，原本身穿 XXL 号现在缩减为 L 号，慢性疲劳也消失了，肩膀痛症也得到好转，而且随着血液循环的改善，在不久前的皮肤年龄测定中得到 50 岁皮肤的令人满意的结果。

哪里也不想去只想躺着生活的淑熙女士现在变成了充满活力的企业家，她只是说不敢相信无论怎么去医院也毫无康复征兆的身体怎能在眨眼间恢复。

住在龙仁的东河先生平时喜爱喝酒，由于酗酒从 40 岁出头牙齿就开始脱落。虽然身体在恶化，但是因为当时没有不便，所以推延了医院检查，结果有一天东河先生晕倒了，患上了脑中风。

这都怪他一直以来不知道血压数值和糖尿数值已经超过了正常

范围，由于脑中风住院治疗了整整 7 个月，但最终还是没能阻止左腿与左臂的麻痹。

东河先生出院后在韩医院韩医师的劝导下开始服用复合活性酶素，这样奇迹就开始了，半身麻痹消失了，血压数值和血糖数值回到正常波动范围。

就连东河先生在 24 岁时腰部受伤后出现的无法举起重物的症状都治愈了，现在他能脸不红心不跳就举起重物。

然而，就这样身体恢复开始过健康人生的过程中，家庭迎来了飞来横祸。

去年夏天，初中二年级的女儿在学校伤到了脚趾并回到家。因为并不是什么大伤口所以没有告诉父母。就这样过去了几天，在某一天晚上突然开始说腹痛，伴随着腹泻症状全身发疹，急忙赶往医院急救室接受了血液检查，其结果是"紫癜"，医生神情严肃地说。

"要想治疗紫癜一般抗生素不管用，要在大学医院住院并注射癌患者用抗生素、干扰素。但是作为副作用会有可能引发成长上的问题，还有可能不来月经，失去雌性功能。"

这简直就是晴天霹雳。说掌上明珠般的宝贝女儿失去做女人的权利就已足够造成巨大冲击了，还说就算是这样也有可能无法完全康复。那个注射只不过是现在医生所能采取的最佳的治疗措施。

东河先生经过深思熟虑后与夫人商议决定把孩子带回家，既然无法保障结果那还不如试试酵素（酶）餐。

孩子开始酵素（酶）餐仅仅三天，就出现作为好转反应的腹痛与发疹。女儿疼痛难忍，以至于流泪拜托父母把自己重新带到医院，当时东河先生真心想把女儿带到医院，但是现在没有闲暇再优柔寡断。

"孩子，不是我不乐意带你到医院。你看看爸爸！你记得当时我的腿与胳膊吗？连东西都抬不起来、连路都无法走、连和女儿一起玩耍也不能的爸爸现在这样的健康不是吗？我们整个家庭都改变了！爸爸会好好守在你身边，你一定要忍着继续吃下去。"

东河先生的良苦用心传达给了孩子，就这样人体净化项目进行了 20 天，红肿的发疹开始逐渐缓解。

一个月后再去医院接受检查得到了"紫癜"完全治愈的诊断结果。医生问道是不是去了自己所说的那家医院，东河先生答道没有接受其他治疗，只进行了酵素（酶）餐，但是医生说用自己的常识无法理解并没有相信。

无论是多么冷静果断的人在子女身上发生紧急情况时也会惊慌失措，当时从医院带回女儿时东河先生的内心是怎样的挣扎呢？

平时无论是有多么相信复合活性酵素的人，在紧急情况面前也会为了抓住救命稻草而依赖医院。这就是我们一般人的心理。

但是东河先生果断地下了勇敢的决定，这是没有亲自体验过就不可能做到的。由于这个判断东河先生拯救了差点回不来的女儿的未来。

现在女儿身体健康，过着正常的校园生活，不仅自己主动学习酵素（酶），还是世上最听父母的话的好孩子。

复合活性酵素（酶）邂逅韩医学

欧洲人现在即使被诊断为癌症，也会更加倾向于选择用通过食品治疗的传统医学来代替痛苦的手术、抗癌剂的投用、放射线治疗。

据统计数据，依靠传统医学的冰岛、法国、德国的平均寿命和预期寿命不仅比依赖于现代医学的美国要高，其健康状态也是世界领先水平。

在美国的影响波及范围内的加拿大、日本、韩国因为依赖现代医学的比重较高，所以"癌＝手术"这一公式形成了常化。韩国作为传统韩方之国，许浚的祖国为什么如此依赖现代医学呢？

因为我们在争分夺秒的紧急状况100%的依赖于现代医学，所以"医院就是拯救生命的场所"这一印象极强。因此医院的权威几乎等同于上帝的权威。在紧急情况比起需要长时间治疗的传统医学，现代医学的效果更佳是毋庸置疑是事实。

但是即使在这种情况下，现代医学也无法做到毫无副作用地完全治疗，被称为 CPR 的心肺复苏术在麻醉、输血、截断的过程中要冒着坏血症、脑中风的危险。不久前在心脏手术中途离世的、健康传导师黄博士的死因也是"急性坏血症"。

现代医学着眼于拯救生命，所以给予活命本身最大的意义。用何种方式活着，由于并发症而戴着输氧器活着，还是变成植物人每天 24 小时光呼吸地活着，这些都是第二个要解决的问题。

延长生命与有尊严地活着是两码事，执着于维持生命会变得无心于肉体忍受的痛苦，并把人类所应当保持的品格贬低为虚无缥缈的事物。

光是因为自尊心受到侮辱就选择自杀的正是人类，人格就是如此的高贵，以至于没有任何东西能与之抵消。

糖尿病、高血压、癌症是降低人类生活质量的元凶，医院所开的处方药物能延长患者的生命，但并不会给予生命的幸福和尊严。

现代医学因为不信任人体的平衡性和再生能力，所以针对癌症会提供杀死癌细胞的药物作为处方。

但抗癌剂为了杀死癌细胞会冒着 99 种副作用的风险。服用抗癌剂会引发呕吐、脱发、骨骼腐朽，这比癌症痛苦得多。针对所有慢性疾患症状的缓和方案，只能给予不尽如人意的结果，有时甚至惹来更大的不幸，只有完全治疗才能具有真正的意义。那么有可能从慢性疾患完全康复吗？

根据传统医学因为把重点放在紧急情况到来之前治愈身体上，

所以难以扮演出像"医院 25 小时"一样戏剧性的肥皂剧。

比起重视通过饮食在平日的身体管理，并即使生病时也使用像草药、针灸等时间消耗多且繁琐的方法来治疗。很多人更热衷于用几个药片就能轻易使症状好转的西药。

我不得不谈及草药所天生具有的局限性，过去通过采摘制造药物，所以能够期待自然所施与的神秘的治疗效果。但是在只依靠栽培来生产药草的今天，期待过去一样的药效实在是奢求了。山参、人参的药效各显差异也是因为如此。

而且在过去进入人体的有害物质比较少，所以在治愈方法中有关解毒的处方很有限。没有人会预想到像现在一样饮食毒素会如此常见。

在传统医学上附加复合活性酵素就能解决相当一部分的问题。人体惊人的自己治愈力从给予由胃脏、小肠、大肠相连组成的消化系统三天以上的休息时才得以开动。

但是现代人的身体处于非正常的状态即慢性酵素（酶）短缺的状态，所以只通过水断食难以收获这样的成效。和断食一同应用附加有发酵科学的复合活性酵素就能显著地提高完全治愈的概率。

我通过经历只靠草药、西药无法治愈的慢性疾患在人体净化项目的作用下超过 10 万件得到治愈的案例，对复合活性酵素充满了钢铁般坚定的信任。但是在现行制度下由于健康食品所受到的各种法律限制，我一次也没能好好地设计广告。

我只能止步于把与确切的效果，如癌症治疗、糖尿病治疗、血压正常化相关的案例排除在外地轻描淡写，模模糊糊地一味地解释它怎么对健康有益。对于复合活性酶素引发的奇迹我只能满足于口口相传的现实，但是有一天我得到了以韩医师为对象进行2个小时左右关于人体净化的演讲的机会。

一开始这些学识渊博、头脑聪慧的人们会对我所说的内容洗耳恭听，感到半信半疑，但结果是意想不到的成功。有志者事竟成，许多韩医师对我的故事深有同感，并得以在患者的治疗中导入人体净化项目。

有一位韩医师，本人就经受着长达十多年的慢性便秘的折磨。尽管吃过对肠有益的所有的药物，但没能得到解决，并认识到了作为韩医师的极限。

那一天有位听完我的讲义就有了种"就是它"的感觉，首先自己亲自摄取了复合活性酶素，爽快地排完便后决心在医院治疗上积极活用。

如此，人体净化项目在治疗慢性疾患方面通过跨时代的治疗法受到万众瞩目，但其实解毒疗法是最最常识性的治疗法。在大自然存在的所有飞禽走兽已经掌握并利用这种方法治愈自己的身体，连家养的狗和猫也在病痛时不进食，不是吗？

如同药食同源这个词所讲的一样，我们所吃的就是药，食品是毫无副作用就能治愈高血压、糖尿病、癌症的有效的方法。

现在许多韩医师向复合活性酵素惊人的效果送来赞美之词，并成立学会在研究开发及医疗活动中积极响应。

我最大的愿望就是这个，让人体净化项目引发全新的韩流，治愈全世界人的时代将会来临。

珍贵的缘分，惠恩女士

歌手惠恩女士是 1970 年以后代表我国的最顶尖的歌手，同时也是我年轻时代的偶像。无论最近的偶像歌手多么火热也不能与当时的惠恩女士的人气相提并论。最近出道的歌手们个性相异且由于成员众多粉丝层被分裂，但是当时的惠恩女士是受到所有人爱慕的独一无二的明星。

清澈的音色与迷人的微笑紧紧抓住了男女老少的心。奔驰在人气高速路上的惠恩女士，随着结婚结束活动时当时的失落感不是能用语言表达的。只要是大韩民国的国民谁都会翘首等待惠恩女士再次回归舞台。就这样有一天，她终于在电视出现了。

我记得是 8 年前，确确实实是惠恩女士，但是在那期间她的样貌发生了天翻地覆的变化。体重增加、脸色不佳。过后才听说当时已经有糖尿病前期的症状开始出现，血压升高，受失眠症的折磨。

不知道就算了，既然已经知道了就不能装作不知道。作为粉丝喜爱的人在忍受痛苦，我却手握解决方案怎能不告诉她呢？我想到要为惠恩女士找回从前光彩照人的样子，我联系认识的人让我和她见一面。就这样我在市中心的一家酒店咖啡厅里见到了惠恩女士，为了找回健康，我劝导她进行酵素（酶）食，但是她没能轻易接受。

"我现在要出国，等回来再说。"就这样过去了两个月左右的时间，从认识的人那里传来了婉转但坚决的拒绝之意。

我在电视上再一次看到惠恩女士是在从那时起过了6年左右的某一天。电视节目上的她比上次见面的时候状态明显恶化了，唱歌水平也大不如前。

从声音可以确凿地判断出已是重症，查看脸色可以知道心脏也有问题。应该说是看过的病人多了心里就有数了。以哪种脸色对应哪种疾患这种方式可以把一个人的健康状态尽收眼底。

第二天我就联系了认识的导演李本部长，请他告诉惠恩女士有关人体净化项目的事情。

李本部长是某电视台的导演，曾通过复合活性酵素找回了健康。过去我亲自挽起袖子试图说服失败了，所以必须要有惠恩女士信赖的人说明。此后我嘱托与我们共同研究开发酵素的韩医师院长说"无论如何我想为惠恩女士找回健康"。

第二天，得到李本部长劝告的惠恩女士找到医院实施了综合检查。检查结果可以说是差得不能再差了。院长先生摇摇头说："我都无法理解这样的身体怎么能挺下去。"

伴随惠恩女士很长岁月的经纪人抱头痛哭。"我没想到有这么严重。都是我的错。"

院长先生提倡住院。"现在状态万分火急。需要当场住院。"

当时惠恩女士由于糖尿病、高血压、失眠症等症状服用整整 7 种药物，但因为正在准备音乐剧所以无法轻易答应。

"感谢您为我担心，但是我想等这个作品结束了再住院。"

"您是要等病倒了再住院吗？"院长先生把丑话说在了前头，惠恩女士才决定住院。

从那天起我们公司与韩医院进入了有针对性的治疗惠恩女士的步骤。医院一方任命了主治医生，我们公司派职员在院房设置了温热 SPA，因为提高体温能使酵素（酶）的活性度上升。

就这样惠恩女士中断了糖尿病药、高血压药、高脂血症药、安眠药等之前服用的所有药物，并进行了酵素（酶）餐。除复合活性酵素以外的食品什么都不吃，惠恩女士一开始对中断糖尿病药和血压药的服用心怀巨大的恐惧，但是看到仅仅两天血压与血糖数值回到正常范围内让她放下了心中的包袱。

四天过后她开始逐渐摆脱整个歌手生涯以来一直折磨她的失眠症，体重也开始减少，15 天就几乎减掉了 10 公斤。

良好的结果让原本答应只做 15 天的惠恩女士本人主动延长人体净化到了 40 天。惠恩女士在治愈期间听说了关于我的存在但并不记得我是谁。

不用说金世眩这个陌生人，在她自己认识的人当中也无法想到能为自己准备到这种程度的人有谁。终于在人体净化项目结束的那一天，惠恩女士访问了公司。我笑着迎接了她。

"你还记得我吗？"

但是惠恩女士依然想不起我是谁。毕竟六年前短暂见了一面也无可奈何。

"当时若是听了金世眩副会长先生的话也不用经受这么多痛苦……"

虽然有点晚，但至少通过断食与复合活性酵素找回了健康的身体，可以说是不幸中的万幸。

唱歌水平恢复得像以前一样清澈响亮，高音也能柔滑地发出。过去忍受身心痛苦的惠恩女士不复存在。惠恩女士找回健康后丈夫也万分欣喜，但最高兴的还是她本人。

像打扫房间一样清扫体内

伊斯兰教的圣人穆罕默德曾说过"断食一周净化血液，断食两周净化骨骼，断食三周净化内心"。这句话不仅强调了断食的重要性，同时蕴含了人类是由血液、骨骼、内心连接的一个有机体这一含义。

骨质疏松并不光是骨骼的问题还与压力（内心）导致的血液酸化有密切联系。血液污染容易暴露叫"椎间盘突出症"的脊椎疾患，且骨骼弱的患者有个共同点就是易患抑郁症。上了年纪身体骨骼弱化的话还会变得容易流泪，这就证明了身体与内心密不可分。

耶稣在进入拯救人类的无私的伟业之前断食长达 40 天。在重获新生的身心面前连撒旦的诱惑也没有任何成效，断食能使肉体净化所以不但身体健康连内心也明净如水，判断力剧增。

我们人体虽然不擅长应付寒冷、炎热和外部攻击，但却拥有自我治愈的能力，自然界存在的所有生命体都能靠自我治愈来生存。

树木受伤有伤口会有新的外皮生成覆盖它，骨骼断裂会有使骨骼相连的物质从骨骼中渗出包裹自己，可以发现断裂过一次的骨骼比未曾断裂过的骨骼更加厚而结实，卧病时飞禽走兽也通过中断进食提高身体的自生力。

自然生态系统由密密麻麻的食物链相连而成，所以无法觅食的个体不能维持生命。野兽处于生存遭受威胁的状态下，有时还会饿肚子，但从来不会因为便秘、高血压、糖尿病死亡，我未曾看见过动物患上慢性疾患的新闻报道。

人类为了过上安定而又方便的生活铸造了各种文明，但是刹不住车的发展酿造了许多副作用。以大量生产为借口，产业设施制造不良食品，诱发环境污染往人体注入各种毒素。并且在遗传工学的名义下科学像摆弄机器般地亵渎人体，任意妄为地操控自然等挑战规律。

我们病痛是因为人类永无止境的欲望，导致我们与自然秩序愈走愈远。

人体净化与打扫房间一个原理。若房间只是稍微脏的话，只要来回一一整理物品就可以。但若墙壁上满是油迹，地毯撕裂，家具毁坏需要叫技术人员来整理房间。技术人员［酵素（酶）］一来，主人为了不打扰他们要空出房间（断食），并为了使工作顺利进行而补充员工［复合活性酵素（酶）］。在此基础上主人还要真心地信赖技术人员（内心）。

信赖意味着意识的转换，至少要改变去医院才能治好慢性疾患的固定观念，并坚信我们的身体就是医生这一事实。有药物治疗的病也有自己的身体自我治愈的病。对能自我治愈的病投用药物，身体的自生力只能逐渐萎缩。

很长一段时间人类认为地心说代表科学和真理，因为用肉眼能看得见天空在旋转。但是眼睛看见的不是全部，虽然用肉眼看不见但是就在这一瞬间也有数以亿计的微生物在积极地工作。

没有微生物地球很快会沦落为垃圾山，我们体内每天也在发生类似的事情，消化、分解、吸收、排出的人体系统比人类制造的任何机械还要正确而又精致，要相信这一事实。

不知何时地心说的时代悄然过去，如今不再有人怀疑日心说。要铭记改变人类知识框架的不是陈旧死板的固定观念，而是焕然一新的理论体系。

医疗费预算可以显著减少

　　韩国总统竞选的时候，候选人提到韩国国家预算中福利支出比重仍比美国（44.3%）、英国（45.8%）、法国（54.3%）、德国（57.8%）等发达国家要低。但是考虑到韩国拥有世界上最快的老龄化速度，即使维持现在的福利制度在 2030 年全部预算的一半会用在福利支出上。计划财政部有关人员说"由于老龄化福利支出每年自动增加 7 到 8 个百分点"。相应地为了经济成长而投入财政的余力在急剧恶化。

　　如报道内容显示福利预算支出过度膨胀，以至于妨碍经济成长，且其中医疗费占据的部分相当庞大。总统候选人讨论中只言及了有关四大重症疾患（心脏病、罕见难治的疾患、癌症、中风）的统计，但包括重症疾患前一个阶段与慢性疾患的话，由于代谢疾患国家消耗的医疗费支出是超乎想象的。

　　更大的问题是慢性疾患患者家庭生活的质量，家庭中光有一个患者就会因为巨额的医疗费支出倾家荡产，全部家庭成员还要看护患者，再算上当事者无法工作伴随的机会费用，家庭的幸福早已在九霄云外。

这里有一个能有效地防止医疗费浪费的方案，那就是国家用制度保障通过复合活性酵素的人体净化项目。通过人体净化预防慢性疾患的发生，可以防止医疗费支出导致的血汗般的税款的浪费，国民的幸福指数也会提高。

没有比这更能彻底地对民众健康负责的方法了，我希望不要把复合活性酵素再束缚于叫作健康食品的铁笼里。失去一次健康一切都是亡羊补牢，我诚恳地拜托行政机构的各位官僚与国会议员们要贤明地判断，不要让亡羊补牢的事情发生。

TIP 健康十诫

1. 正确地呼吸

人体通过呼吸吸收新鲜的氧气，排出二氧化碳，所以呼吸中断4分钟以上生命就会垂危。尽可能要用肚子深呼吸。使用胸或肩膀或短呼吸，逆呼吸会减少健康寿命，尽可能地呼吸新鲜空气。

2. 好好喝水

水扮演维持生命的重要角色，4天以上不喝水就会有生命危险。水是清洁剂，多喝水废物会被排泄掉，血液会净化，喝水要多次少量地在餐间喝，一天摄取 1.8 升左右。

在饭前 30 分钟和饭后 2 个小时不喝水才能正常消化。

3. 多晒太阳

阳光是能量与生命的根源，一天要晒 30 分钟左右（以春天与秋天为标准），阳光能使胆固醇变为维生素 D，协助钙的吸收，骨骼与牙齿等会变得结实。阳光使淋巴细胞与吞噬细胞增殖，增强对感染的人体抵抗力。皮肤暴露于阳光下不仅性激素会增加，血清素激素也会活性化，有助于消解压力。阳光能使皮肤坚挺，提高对各种感染的抵抗力。

4. 正确地饮食

进餐要有规则地间隔 5 ～ 6 小时，要防止餐间饮食、夜食、暴饮暴食，若吃了夜食就不要再吃早饭，来给消化系统休息时间。要以糙米、全麦面粉等完整的食品为主要食物，常吃海藻类、绿色蔬菜、豆类。每餐吃 5 ～ 6 种小菜，吃的不要重复，注意细嚼慢咽。水果最好在饭前 20 分钟连同果皮一块吃。

5. 经常运动

运动能使血液循环顺畅，顺利地向细胞提供营养，有利于废物的排出。此外心肺功能和内脏功能也会改善，肌肉得到强化，激素分泌旺盛。养成一天步行 3 ～ 4 千米的习惯，消化会得到促进，内脏脂肪减少，下体得到锻炼。只有运动身心才会健康，体操、快速步行、跳绳、骑自行车等运动要保持一天做 1 ～ 2 个小时，每周 3

～ 4 次以上。

6. 充分休息

在人体进入睡眠的过程中身体功能会再生，一周至少有一天要充分休息。在午夜前睡一个小时比在午夜后睡两个小时还要有益。起码要在晚上 10 点到早上 6 点这一时间段里睡眠才能消解疲劳，病势得到缓和。

7. 培养节制的美德

要节制酒类、烟类、咖啡等嗜好食品，身体病痛的患者比起过度服用药物还不如把身心托付于人体的自然治愈功能。

8. 心怀感激乐观的心态

压力破坏 5 ～ 10 倍的体内酵素（酶），有害健康，所以平时要心怀感激，乐观的生活心态比起仰视上方俯视下方更能产生人生的欲望。不要沉浸于与他人的较量等过度的竞争中，通过热爱周围的心态使健康的激素得到活性化。

9. 保持身体温暖

维持体温，体温高，体内酵素（酶）得到活性化，有助于免疫力增强。为了保持体温平时要通过运动强化肌肉，不时要通过足浴、温热 SPA、热疗等维持体温。

10. 定期进行人体净化

就像汽车或房间要定期修理和打扫一样，我们的人体也要施行一年一次以上的大规模的净化，人体净化是通过排空与补充，达到均衡恢复并维持健康的最确切的方法。如同修理和清扫需要技术人员一样，人体净化时需要相当于万能技术人员的原型酵素（酶）的补充［复合活性酵素（酶）等］。

现代医学举手投降的疾患，我的身体自我治愈

　　现代人的口味娇惯于加工食品、精制食品、化学合成添加剂。这种食品能给耳目口鼻带来快感，但拥有难以被消化的特性，所以作为毒素堆积在体内。并且我们吃的大部分食品是所谓强调卫生与营养的热处理食品，因此人体正受慢性酵素（酶）不足症的干扰。

　　因为"拇指购物（指用拇指摁智能手机屏幕来购物）"，现在连逛商场都没有必要了。时间的消费相应地减少，但我们却面临了运动不足与电子波这些其他问题。而且通信费的增加带来了除购买生活必需品的钱之外的附加的经济负担。

　　我们不得不更认真、更大量地工作，新自由主义横行天下，同时这种竞争愈来愈激烈。企业为了追求利润把良心抛到九霄云外，消费者为了更加便利而又快捷地生活共同参与。我们肉体与精神的压力也随之增加，伴随而来的是肥胖症、高血压、糖尿病、癌症患

者的增加。

住在深山中的野猪不用打吊瓶就能驰骋于深山绿林中，但圈养的猪即使定期打抗生素也会生病。山中的野鸟没有肥胖症，但在养鸡场铁笼中长大的鸡全身裹着脂肪。糖尿病人口爆发的时代，福利预算逐年增加但医疗环境却丝毫没有改善。太多的人们受苦于各种疾患，我们如今正在为丢弃大自然的规律而付出血淋淋的代价。

呼吸新鲜的空气，喝下清澈的水与晒太阳，比吃百种补药重要得多。

在此之前最重要的是转变我们的认识，对于大部分的疾患我们能自我恢复。为了提高身体的自然治愈力我们应当做的就是人体净化。

通过人体净化项目更新从头到脚所有细胞的话，就能扯断这繁琐而又冗长的疾患的锁链。摆脱人工生产这一不自然的绳索，再适应于自然的哲理也许享受健康的终年并不困难。

最后通过史蒂芬·霍金博士所说的话来谨慎回想一下为什么要回归自然。

宇宙因为自然法则得到极度精密的调整，所以被认为最符合诞生生命的设计。这样的自然法则的常数若稍有波动生命体就无法生存。

这世界被极度精妙地设计为从浩瀚的宇宙到渺小的微生物所有存在都秩序井然，最为适合生命体的存活。

药物治疗的病与身体可以自我治愈的病二者是有区别的，对受各种添加物折磨的现代人，比起补药首先要进行人体净化排空再补充，死去的我们的身体各处将苏醒复活。

★**特别忠告：**

复合活性酵素（酶）的"人体净化项目"，建议在专业医师指导下进行。